PALÄO-DIÄT

Das Kochbuch Zur Steinzeit-diät Mit Der Sie Ohne Hunger
Abnehmen Und Gesünder Leben

(Die beste Paläo-Diät ... Ihre Gesundheit und Fitness)

Leon Meier

Herausgegeben von Alex Howard

© **Leon Meier**

Paläo-diät: Das Kochbuch Zur Steinzeit-diät Mit Der Sie Ohne Hunger Abnehmen Und Gesünder Leben (Die beste Paläo-Diät ... Ihre Gesundheit und Fitness)

ISBN 978-1-77485-030-5

INHALTSVERZEICHNIS

Kapitel 1: Was bedeutet „Paleo" eigentlich?

Die kohlenhydratarme Ernährung zählt mittlerweile zu den beliebtesten Diätformen. Sogar im Bereich des Ausdauersports ist die Paleo-Diät ein wichtiges Thema. Doch was bringt die Paleo-Ernährung wirklich?

Paleo-Diäten gibt es in vielen unterschiedlichen Varianten. Sie heißen zum Beispiel Atkins-Diät, die Dukan-Diät, die Logi-Methode, die Montignac-Diät und viele andere mehr. Gemeinsam ist diesen Diätformen, dass Kohlenhydrate negativ bewertet werden und ganz oder teilweise durch Eiweiß ersetzt werden. Nahrungsmittel wie Nudeln, Reis und Brot, aber auch viele andere Sorten sind bei diesen Diäten weitgehend verboten. Gute Lebensmittel sind zum Beispiel eiweißhaltiges Gemüse, möglichst viel Fisch, Eier und vor allem Fleisch wird empfohlen.

Abnehmen Mit Der Paleo-Methode

Dahinter steckt die Annahme, durch die Minderung von Kohlenhydraten die Verbrennung von Fett entsprechend anzukurbeln. Im Prinzip verwandelt der menschliche Körper die vorhandenen Kohlenhydrate in Zucker um. Überschüssige Energie wiederum wird vom Körper in Fett umgesetzt. Viele Paleo-Diät Anhänger behaupten, dass durch die Umsetzung von Kohlenhydraten in einen Stoff wie Zucker der Spiegel des Blutzuckers ansteigt. Um diesen wieder zu reduzieren, erzeugt der menschliche Körper Insulin, das die Verbrennung von Fett mindert. Gleichzeitig stellt sich das Hungergefühl wieder ein.

Das Prinzip von Paleo lautet: Wird die kohlenhydratreiche Ernährung eingestellt, verbraucht der Körper auch mehr an Fett. Das unangenehme Hungergefühl bleibt aus, da genügend Stoffe wie zum Beispiel Eiweiß und Fett auf dem Ernährungsplan zu finden sind. Und dieser Ablauf funktioniert in der Praxis.

Und mit der Umstellung auf die Paleo-Ernährung funktioniert das Abnehmen relativ schnell. Vor allem in den ersten Wochen verliert man deutlich an Gewicht. Dennoch ist es keine Wunderkur. Für Vegetarierinnen ist sie keinesfalls geeignet. Um nicht nur die Kohlenhydrate, sondern auch Nahrungsmittel wie zum Beispiel Fleisch und Fisch so gut wie möglich zu ersetzen, muss man sich bewusst mit seiner Ernährung auseinandersetzen.

Wie Sieht Es Mit Dem Zucker Aus?

Es lohnt sich auf jeden Fall, bei den Kohlenhydraten etwas genauer aufzupassen. Denn in erster Linie einmal ist „Kohlenhydrate" ein Sammelbegriff für Stoffe wie Stärke, Zucker sowie Ballaststoffe. Diese Kohlenhydrate stecken in Getreidearten, in Kartoffeln, in der Pasta, dem Reis, dem Brot, in Hülsenfrüchten, sogar in Obst, Beeren und Gemüse. Sie sind also nicht nur einfache Sattmacher, sondern sie enthalten jede Menge an Mineralstoffen und Vitaminen, was sie zu einem nicht unwichtigen Ernährungsbaustein macht. Das gilt vor allem für das Obst. Viele Paleo-Diät-Anhänger mögen Bananen und Äpfel nicht, weil sie viel an Fruchtzucker enthalten. Vitaminreiches Obst gehört jedoch genauso zu einer guten Ernährung wie Vollkornprodukte, Kartoffeln und Gemüse. Unabhängig von deren Fruchtzuckergehalt.

Wie Läuft Die Paleo-Ernährung Ab?

Im Prinzip sind Kohlenhydrate nicht unwichtig für einen problemlosen Ablauf der einzelnen Körperfunktionen und besonders Sportler benötigen solche Kohlenhydrate, um die Speicher der Energie nach den Trainingseinheiten möglichst rasch wieder aufzufüllen. Doch wenn man an Körpergewicht verlieren möchte, sollte man sich auch möglichst kohlenhydratarm ernähren. Dort liegt nämlich das Geheimnis einer erfolgreichen Paleo-Diät-Ernährung.

Nimmt nämlich der menschliche Körper wenig Kohlenhydrate zu sich, stellt sich sein Stoffwechsel automatisch um. Die erforderliche Energie wird nicht mehr aus den zur Verfügung stehenden Kohlenhydraten bezogen, sondern aus körpereigenen Fettreserven. Also Folge verliert man an Gewicht. Doch um das zu verstehen, benötigt man das Wissen, was Kohlenhydrate genau sind und was sie im menschlichen Körper bewirken.

Kapitel 2: Paleo Lebensmittelliste

Für viele Menschen des 21. Jahrhunderts, die sich mit Autoimmunerkrankungen und Übergewicht herumschlagen müssen, hat die Paleo Diät gewiss eine gute Auswahl an Lebensmitteln anzubieten. Im Folgenden betrachten wir, welche Nahrungsmittel in einer Paleo Diät empfohlen sind und welche nicht.
Erlaubte Lebensmittel

Hähnchen: das am öftesten verwendete Fleisch, sowohl zu Hause, als auch in Restaurants. Für eine Person, kaufe Hähnchen mindestens einmal pro Woche ein, oder auch gleich für zwei oder drei Gerichte, falls Du andere Fleischvarietäten nicht kaufen möchtest. Hähnchen ist reich an Eiweiß und Aminosäuren und lässt sich leicht zubereiten.
Rindfleisch: In Form von Hackfleisch oder Steak, Rind verleiht ein reiches Aroma in jedem Gericht. Die beste Wahl ist Rind aus artgerechter und biologischer Züchtung. Nebst Eiweiß und Aminosäuren ist Rindfleisch sehr reich an Eisen und Vitamin B-12.
Fisch: Kann erstaunlich einfach und unkompliziert zubereitet werden, ohne das Haus mit einem strengen Fischgeruch zu überfallen. Von Hering, Thunfisch, Lachs bis hin zum Zander, alle Sorten von Fisch sind reich an Omega-3, eine sehr wichtige Fettsäure für Kreislauf und Herz.
Schweinefleisch: Ob Cevapcici oder Steak am Grill, Schwein gehört für viele zum Alltag dazu.

Schweinefleisch ist aber nicht zwingend und soll auf jeden Fall in kleinen Mengen genossen werden. Als tägliche Speise eignet es sich am besten in Form von Schinken, Salami oder Bratwurst.

Innere Organe: Archäologische Befunde bestätigen, dass unsere Vorfahren innere Organe und Knochenmark als wichtiger Bestandteil der täglichen Nahrung nutzten. Der Vorteil ist, dass Organe generell relativ günstig erkauft werden können und sind erstaunlich lecker. Leber ist einfach zuzubereiten, hat einen vollmundigen Geschmack und enthält viel Eisen.

Gemüse: Eine Paleo Diät sollte zu zwei Dritteln aus Gemüse bestehen. Wegen des Verzichts auf Getreideprodukte braucht unser Körper Ballaststoffe, die wir nun aus Gemüse hernehmen müssen. Gemüse ist das Hauptvorkommen von Vitaminen, Mineralien und Fetten.

Empfohlene Gemüsesorten sind:

Aubergine

Blumenkohl

Brokkoli

Artischocke

Gurke

Zucchini

Karotte

Knoblauch

Kürbis

Süßkartoffeln

Paprika

Pastinake

Rote   Bete

Schalotte

Zwiebel

Frühlingszwiebeln

Lauch

Sellerie

Spinat

Rosenkohl

Radieschen

Tomaten

Obst: natürlich reich an Vitamine und Ballaststoffe ist Obst unverzichtbar in einer Paleo Diät. Obst sollte aber in moderaten Mengen verzehrt werden, wenn man bei der Diät abnehmen möchte. Folgende Obstsorten empfiehlt die Paleo Diät:

Beeren

Apfel

Zwetschge

Birne

Banane

Mango

Trauben

Drachenfrucht

Ananas

Papaya

Gesunde   Kohlenhydrate:

Kartoffeln   (gelegentlich)

Süßkartoffeln

Auberginen

Rosenkohl

Kürbis

Getränke:

Mandelmilch

Kokosmilch

Kokoswasser

Natürliche Säfte (z.B. naturtrüber Apfelsaft, ungesüßte Nektare, Tomatensaft, Karottensaft)

Weitere Lebensmittel:

Fette: Kokosöl, natives Olivenöl extra, Avocado, Kürbiskernöl, Butter, natives Sonnenblumenöl)

Nüsse

Eier

Kräuter

Vermeide diese Lebensmittel: Grundsätzlich geht es darum, sich gesünder zu ernähren und naturbelassene Produkte zu essen. Das heißt unter anderem keine Snacks, Süßigkeiten oder kohlensäurehaltige Getränke. Dazu kommen folgende Kohlenhydrate:

- Getreide (Produkte aus Weizen, Gerste, Mais, Hafer)

- Milchprodukte

- Hülsenfrüchte

- Raffinierte Öle

- Zucker in isolierter Form (Fructose, Glucose, Dextrose, Süßigkeiten, kohlensäurehaltige Getränke)

- verarbeitete Lebensmittel

- Fertiggerichte

- fertige Soßen, Dressings, Verdickungsmittel für Suppen.

Lebensmittel aus der Grauzone – Ja oder nein?
Manchmal ist es schwer, eine Paleo Diät in strengen Richtlinien zu halten, da wir nur ein generelles Bild vom Urmenschen und seine tägliche Mahlzeiten haben. Diese Unklarheiten schaffen Raum für heiße Debatten. Hier sind einige Nahrungsmittel, die wir in die Grauzone stellen.

Ist   Salz   Paleo?
Einige Paleo-Anhänger gehen so weit, kein Salz zu benutzen, da der Mensch vor Jahrtausenden das Essen angeblich auch nicht gesalzen habe. Dabei enthält Salz Natrium, ein lebenswichtiger Nährstoff. Dazu ist Salz eine bedeutsame Quelle an Elektrolyten, die wir in Zeiten von Hitzewellen oder beim hohen Verlust von Wasser dringend brauchen. Jodsalz ist zwar von Menschenhand verfertigt, dafür aber nicht ohne Grund. Unseren täglichen Jodbedarf können wir aus der Nahrung nicht decken, Grund wozu die Weltgesundheitsorganisation (WHO) Jodsalz empfiehlt. Ein Mangel an Jod führt direkt zu Schilddrüsenerkrankungen, was mit etwas Jod im Salz leicht vermieden werden kann.
Ist   Gluten   Gift?
Was das Getreide angeht, wird Gluten hier und da als Giftstoff definiert. Diese Bezeichnung ist inkorrekt, weil Gluten kein Giftstoff ist, sondern ein Molekül, dass bei einigen Menschen (nicht allen) die Absorption im Darm hemmt und in schlimmen Fällen zu Magengeschwür sowie Magenkrebs führen kann. Allerdings ist Gluten ein großes, unverdauliches Molekül und macht einigen

von uns zu schaffen. Sand ist dagegen auch kein Giftstoff – man kann es ertasten, sogar schmecken – jedoch ist Sand ohne Zweifel ungenießbar und gehört nicht im Magen hinein. So auch Gluten – viele Menschen sind nicht dazu gemacht, Gluten zu verdauen. Man begeht auch kein Verbrechen, wenn man etwas Brot isst, nur hätte man den Platz im Magen für etwas Gesünderes aufbewahren können.

Wie sieht's aus mit Käse?

Es gibt keine Beweise, dass Steinzeitmenschen Tiere für Nahrung gezüchtet hätten. Von daher stammt die Annahme, dass der Höhlenmensch kein Käse zubereiten konnte. Allerdings gibt es viele gesundheitliche Vorteile, die beim Verzehr von Käse einhergehen. Käse ist ein reiches Vorkommen an Calcium und ist gut für Knochen und Zähne. Käse enthält fast keine Lactose, weil diese während des Fermentierungsprozesses verschwindet. Der Gehalt an Lactose hängt von der Käsesorte ab. Fetakäse hat mehr Lactose als Emmentaler, dafür aber deutlich weniger als Buttermilch.

Zwischenfazit: Was nun?

Nichts steht einem im Wege, sich streng Paleo zu ernähren und alle Lebensmittel aus der Grauzone wegzulassen. Wer auf diese nicht verzichten möchte, muss auch nicht. Wenn Du auf Käse nicht negativ reagierst und wenn eine Diät ohne Käse sich für Dich nicht gesund anfühlt, so musst Du sie nicht verbannen. Ernährung soll uns schließlich dabei helfen, gesund zu werden und Wohlbefinden wiederzuentdecken.

100% Paleo ist gut, aber nicht zwingend

Natürlich ist eine volle Paleo Diät eine der besten Strategien für die Aufrechterhaltung Deiner Gesundheit, aber dies ist manchmal leichter gesagt, als getan. Hält man sich zu 80% an einer Paleo Diät, kann man ebenso abnehmen und sich besser fühlen, solange die restlichen 20% nicht aus Kartoffelchips und Süßigkeiten bestehen. Sogar 60% Paleo ist immerhin viel besser als gar nicht. Es muss also nicht immer das Biofleisch sein, aber zumindest so oft wie möglich. Dazu hat man kein Naturgesetz gebrochen, wenn man mal Lust auf eine Scheibe Käse hat oder ab und zu einen hausgemachten Kartoffelsalat als Hauptspeise genießt.

Höre auf Deinen Körper, achte auf Deine Bedürfnisse!

Kapitel 3: Ändern Sie Ihre Meinung ändern Sie Ihre Ernährung

Wann immer ich mit einem neuen Gewichtsverlust-Client arbeite, besprechen wir immer, wo ihre Denkweise derzeit über ihre Ernährung und ihr physisches Aussehen ist. sie können an einem Ort des Gefühls stecken, wie die Art und Weise, wie sie jetzt essen, der einzige Weg ist, wie sie essen können. sie wissen einfach nicht, wie sie anders denken sollen. es ist uns allen wahrscheinlich passiert, wo wir uns hoffnungslos fühlen oder dass sich die Dinge nie ändern werden.

es ist wahr, dass selbst bei all dem Wissen über Gesundheit da draußen, einige Leute einfach nicht verstehen, wie man isst. sie können alle dr. oz Shows sehen, die sie wollen, aber es führt in der Regel nur zu Verwirrung. wir sind komplexe Wesen und neigen dazu, die einfachsten Dinge wirklich zu überkomplizieren. Gewichtsverlust kommt darauf an, nicht zu viel zu essen und gesunde Entscheidungen zu treffen. Leider bedeutet das nicht, dass es für die Menschen einfach ist.

Überkonsum ist die Denkweise, die viele von uns haben. wir zu viel essen, weil wir können. ein hoher Prozentsatz der Bevölkerung muss keine Nahrungsmittel sparen, weil sie die finanzielle Fähigkeit haben, so viel zu essen, wie sie wollen. das Essen ist reichlich vorhanden und sie wissen, woher die nächste Mahlzeit kommen wird. höchstwahrscheinlich würde das, was wir wegwerfen, den Rest der Bevölkerung ernähren, die hungert.

Ich schaue paleo entlang der gleichen Denkweise einer minimalistischen Stil Diät. mit den Arten von Lebensmitteln, die Sie essen, werden Sie selten zu viel zu verwöhnen, um den Punkt, den Sie mit Junk-Food tun. Ich kann mir nicht vorstellen, am nächsten Morgen mit einem SalatKater aufzuwachen oder zu sagen, wie voll du auf Brokkoli bist. Sie müssen sich immer noch der Menge an Fleisch und Obst bewusst sein, die Sie essen, aber durch die Wahl der richtigen Lebensmittel verringern Sie immer noch Ihre Chancen auf übermäßigen Konsum.

die Paläo-Diät ist ein Lebensstil mehr als alles andere. sicher, dass die Menschen es wie eine Modeerscheinung behandeln, weil sie in der Hoffnung auf ein Gewichtsverlust-Wunder springen, oder sie blind den anderen Crossfit-Mitgliedern im Fitnessstudio folgen. Ich meine wirklich, Crossfitter sind alle in der Regel in guter Form, also, wenn sie sagen, do paleo, können Sie den Leuten dafür verantwortlich machen, dass sie versuchen, ihren Ratschlägen zu folgen?

das Problem ist, dass Sie nach Hause gehen und im Internet suchen, um zu sehen, wie man Paleo folgt, und fünf Artikel haben fünf verschiedene Methoden. Hoffentlich wird dieses Buch Ihnen das Wissen geben, das Sie brauchen, um diese Ernährung zu einem Teil

Ihres Lebensstils zu machen. Sie müssen es lieben, aufzuwachen, was Sie jeden Tag essen werden, um diese Arbeit zu machen. Ich weiß, Wachteleier sind paleo sicher, aber ich bin sicher, wie heck es nicht essen sie. Zum Glück gibt es zahlreiche andere Ersatzstoffe für uns alle Paleo essen.

Sobald Sie Ihre Denkweise von einem der typischen Westler zu einem einfachen JägerSammler geändert haben, wird es viel einfacher sein, einen Paleo-Lebensstil zu leben. konzentrieren Sie sich nicht darauf, wie hart die Ernährung sein könnte, aber konzentrieren Sie sich auf die Vorteile. Ich bin sicher, dass einige Leute anderer Meinung sein würden, aber ein gewisses Maß an Flexibilität bei Der Ernährung beibehalten, damit Sie es weiterhin auf lange Sicht leben.

Kapitel 4: Nicht zu viel Obst

Obst hat viele Vitamine und es gibt tatsächlich Menschen, die fast ihre ganze Ernährung auf Obst ausrichten. Das ist aber ein großer Fehler. Denn Obst hat auch einen hohen Zuckergehalt. Noch dazu sind viele Früchte sehr säurehaltig. Daher zerstören Menschen, die zu viel Obst essen, auch ihre Zähne. In unserer Jäger- und Sammlerzeit hatten unsere Vorfahren begrenzten Zugang zu Obst. Es ist nicht so gewesen, dass sie jeden Tag so viele Früchte essen konnten, wie sie wollten. Entsprechend sollte hier auch eine Einschränkung vorgenommen werden. Aber Zucker ist nicht gleich Zucker, höre ich jetzt bereits einige Obstenthusiasten sagen. Stimmt, Obst enthält Fructose und der Industriezucker wird Glucose genannt. Damit ist der Zucker im Obst doch gesund, oder? Schließlich sind Früchte doch gesund. Das ist leider ein Trugschluss und ein Mythos. Glucose kann durch das Insulin gut vom Körper verarbeitet werden. Fructose kann nur bis zu 10% vom Körper aufgenommen werden. Die Fructose geht also direkt in die Leber und kann unter anderem zu einer Fettleber führen.

Ok, so schlecht ist Obst tatsächlich nicht. Denn Obst hat neben den Vitaminen auch viele Ballaststoffe, die vor allem gut für die Verdauung sind. Damit werden die Nachteile der Fructose wieder etwas ausgeglichen.

Kapitel 5: Gesundheitliche Vorteile der Paläo-Diät

es gibt keine Substitution für große medizinische Beratung, aber Menschen, die eine Paläo-Diät Lebensstil gelebt haben, haben zahlreiche gesundheitliche Vorteile berichtet, die unsere traditionelle verarbeitete Ernährung uns nicht bietet. wie immer, stellen Sie sicher, dass Sie Ihren Arzt aufsuchen, bevor Sie an größeren Ernährungsänderungen teilnehmen. Diese Vorteile sind kein Grund, Medikamente oder so etwas zu stoppen.

• Senkung des Diabetesrisikos und/oder Verringerung der Diabetessymptome. es ist nur in dieser Zeit und Indiesem Zeitalter, in der die Menschen endlich das wahre Ausmaß dieser Erkrankung entdecken. Die Menschen sind sich jetzt der Tatsache bewusster, dass verarbeitete Lebensmittel viele Elemente enthalten, die unerwünschte Spitzen im Blutzuckerspiegel auslösen, die Insulinresistenz erhöhen oder einen dauerhaften Insulinmangel feststellen können.

durch das Abonnieren einer Ernährung reich an frischen Produkten, Blutzuckerspiegel kann viel einfacher als zuvor stabilisiert werden. es reduziert sicherlich den hohen Zucker- und Natriumgehalt (Salz), den die Menschen durch den Verzehr von verarbeiteten Lebensmitteln und Getränken erwerben können. dies hilft, das Beginn von Typ-Ii-Diabetes zu verhindern, insbesondere bei sehr jungen Menschen. es hilft auch, die Symptome und Komplikationen dieser Erkrankung bei Menschen zu verringern, die Typ-I-Diabetes haben.

• bessere Nährstoffaufnahmerate. unglaublich, viele Menschen leiden in diesen Tagen an Unterernährung, trotz der Tatsache, dass sie eine Menge Kalorien verbrauchen. Dies ist in der Regel aufgrund einer Ernährung reich an verarbeiteten Lebensmitteln und Getränken. viele davon enthalten übermäßig hohe Mengen an Fett, Zucker und Salz, ganz zu schweigen von künstlich hergestellten Lebensmittelzusatzstoffen und Konservierungsstoffen. diese haben überhaupt keinen Nährwert.

darüber hinaus, wegen der hohen ungesunden Fettgehalt dieser verarbeiteten Elemente, Diese neigen dazu, zu blockieren oder zu verlangsamen die Fähigkeit des Körpers, gute Nahrung in Energie zu verwandeln. Dies ist der Grund, warum viele immer noch unter Unterernährung leiden, obwohl sie ihre schlechte Ernährung mit gelegentlicher gesunder Nahrung ergänzen. Sobald eine Person sich voll und ganz auf die Paläo-Diät einlässt, erfährt sie in der Regel eine Energiewelle aus der Nahrung, die sie verbraucht.

• bessere Zahngesundheit. Zucker kann verheerende Schäden im Körper anrichten, vor allem auf Ihre Perlweiße. Neben der Erhöhung des Risikos von Karies und Halitose kann zu viel Zucker auch das Risiko für Zahnfleischerkrankungen, Zungenkrebs und die

Verschlechterung der Kiefermuskulatur erhöhen. Gehen wir zurück zu der Frage, ob Sie es sich leisten können, sich gesund zu ernähren. eine Reise zum Zahnarzt kann Tausende kosten, und die meiste Zeit ist sehr vermeidbar mit der richtigen Ernährung.

Die gute Nachricht ist, dass, wenn Sie die Paläo-Diät folgen, Zucker stark eingeschränkt ist. aber natürlich vorkommende Süßigkeiten, wie sie in Früchten zu finden sind, sind es nicht. so können Sie immer noch den gelegentlichen süßen Zahn befriedigen, ohne tatsächlich zusätzlichen Zucker zu konsumieren.

• bessere Gesundheit der Haut. Nach mehreren Studien, einer der Hauptgründe für schlechte Hautgesundheit ist schlechte Ernährung. die Haut, das größte Organ des menschlichen Körpers, braucht viel gutes Essen, um seinen optimalen Zustand zu erhalten. Leider ging mit der Erfindung des "Convenience Food" auch eine gute Ernährung aus dem Fenster. Die Elastizität Ihrer Haut wird sich auch verbessern, indem Sie all diese Lebensmittel essen, die reich an Antioxidantien sind.

• verbesserte Durchblutung. dies kann die Haut wieder zu diesem gesunden, lebendigen Leuchten. dies verbessert auch die Gesundheit der Haare und Nägel.

• weniger Akne und sichtbare Hautfehler. gutes Essen kann helfen, kleinere und klarere Poren zu erhalten, was wiederum dazu beiträgt, das Auftreten von Akne und anderen Hautfehlern zu lindern (z. B. Flecken von verdunkelter Haut, fleckige Färbung, stumpfe oder grau aussehende Haut, etc.). Nägel sehen auch rosa, und das Haar gewinnt seinen natürlichen Glanz zurück.

Ich glaube nicht, dass es irgendwelche Leugnungen gibt, dass eine Ernährung ohne verarbeitete Lebensmittel, übermäßigen Zucker und Fette Sie fühlen und insgesamt gesünder sein wird. Sie können viele oder keine der oben genannten Vorteile erleben, da es alles auf Ihrem aktuellen Gesundheitszustand basiert und wie Sie sich entscheiden, die Paläo-Diät in Ihr Leben zu integrieren.

Verzicht auf Milch

Die Menschheit hat angefangen Milch von Tieren wie Kühen und Ziegen zu trinken, als sie anfing Nutztiere zu halten. Das war vor 10000 Jahren als die Landwirtschaft der neue Trend wurde. Damit ist unser Magen nicht wirklich dafür geeignet, Milch oder Milchprodukte zu verarbeiten. Das sieht man vor allem an der Laktoseintoleranz, die so viele Menschen haben. In der Milch befinden sich außerdem Hormone der Tiere. Dadurch wird der Anbau von Körperfett begünstigt. Die Hormone sind in der Milch, egal wie die Tiere gehalten werden. Das macht Sinn, wenn man sich überlegt, dass die Milch für Kälber gedacht ist. Die sollen schnell wachsen und benötigen dafür Gewicht. Der Verzicht von Milch ist einer der umstrittensten Punkte in der Paleo-Community. Die meisten Menschen haben keine Probleme mit dem Konsum von Milch. Andererseits kann der Verzicht von Milch einige

Probleme wie Allergien, Übergewicht, Akne und Magen-Darm-Probleme beseitigen.

Omega 3 und Omega 6

Aus Pflanzenfett und Margarine wird viel Omega 6 gewonnen, wohingegen sehr viel weniger Omega 3 aus zum Beispiel Fisch aufgenommen wird. Durch dieses Ungleichgewicht können Probleme entstehen. Eine Insulinresistenz und eine erhöhte Anfälligkeit für Infektionen sind die zwei häufigsten Folgen von zu viel Omega 6.
Wenn Pflanzenfette vermieden werden, kann aber der Omega 6 Gehalt im Körper einfach wieder in den Normalbereich gebracht werden. Kokosfett und Kokosöl sind gewissermaßen Ausnahmen. Kokosfett enthält nur gesättigte Fettsäuren und Kokosöl enthält einfach ungesättigte Fettsäuren. Kokosfett kann damit massenhaft konsumiert werden. Kokosöl sollte nur in Maßen genutzt werden.
Du kannst deinen Omega 3 Gehalt erhöhen, indem du Fisch und hochwertiges Fleisch isst. Mit hochwertig ist an dieser Stelle gemeint, dass die Tiere nicht in der Massentierhaltung aufgezogen worden sind. Nur Tiere aus artgerechter Aufzucht. So vermeidet man Medikamente im Essen und stellt sicher, dass die Tiere Gras und nicht Getreide oder etwas anders essen.

Was darfst du eigentlich noch essen?

Nach all diesen Einschränkungen und Verboten fragst du dich jetzt sicher, was eigentlich noch auf dem Speiseplan übrig bleibt. Folgendes darfst du noch essen, wenn du dich nach Paleo ernährst: Gemüse, Fleisch, Fisch, Eier, Salate, Nüsse, Fett und eingeschränkt Obst.

Es gibt auch eine Ernährungspyramide für Paleo. Ganz unten stehen Gemüse, Fette, Fleisch und Fisch. Es ist kein Zufall, dass die fett- und proteinhaltigen Lebensmittel unten in der Pyramide stehen. Denn Proteine und Fette werden vom Körper in Energie umgewandelt und ersetzen die Kohlenhydrate, auf die du jetzt verzichtest. Dabei ist man sich in der Paleo-Community oft nicht einig, ob Fisch und Fleisch oder Gemüse die erste Stufe der Pyramide bilden soll. Auf der dritten Stufe sind dann Nüsse, Beeren und Ölsamen. Dann gibt es natürlich noch die Früchte. Die sind dann üblicherweise auf der vierten und höchsten Stufe. Schließlich sollen die Früchte nur hin und wieder konsumiert werden. Aber es gibt auch Paleoliebhaber, die Nüsse und Früchte tauschen. Dann gibt es noch Gewürze und ähnliches, aber die können wir an dieser Stelle auch weg lassen. Das Modell soll schließlich nur einen Überblick geben.

Sicher ist dir aufgefallen, dass die ganze Pyramide alles andere als festgelegt ist. Woran liegt das? Darum geht es im nächsten Abschnitt. Das hat ein bisschen mit den Schwächen in der Argumentation von Paleo zu tun.

- Grünes Omelett Mit Schinken

serviert: 1

Zutaten:

2 EL mit Bio-Gefrierspinat, gehackt, aufgetaut, gut entwässert

2 Eier, groß

und halb TL Knoblauchsalz

Dash von schwarzem Pfeffer

2 EL häufen fein gehackten gekochten Schinken

1 TL natives Olivenöl extra

Wegbeschreibungen:

1. Eier, Spinat, Knoblauchsalz und schwarzen Pfeffer in einen Mixer geben. bis der Spinat verflüssigt ist.

2. Erhitzen Sie das native Olivenöl extra in einer Antihaft-Pfanne über mittlere Flamme. schwenken Sie die Pfanne so umschwenken, dass das Öl die Kochfläche überzieht.

3. Die Ei-Spinat-Mischung in die heiße Pfanne geben. die Hitze herunterdrehen.

4. Den gehackten gekochten Schinken über das Omelett streuen. Legen Sie einen Deckel auf die Pfanne, und lassen Sie das Omelett für die nächsten 5 bis 7 Minuten ungestört kochen, oder bis die Mitte des Omeletts fest und gut gekocht ist.

5. Entfernen Sie das Omelett sofort aus der Pfanne und auf ein Hölzernes Schneidebrett.

6. Teilen Sie das Omelett in 6 bis 8 Stücke, wie ein Kuchen. warm servieren. Sie können auch Reste im Kühlschrank aufbewahren und am nächsten Tag kalt servieren.

- Gekochte Kochbananen

serviert: 1

Zutaten:

2 überreife Kochbananen, groß, Stiele getrimmt, aber nicht vollständig abgetrennt, Felle gut geschrubbt

Wasser, genug, um die Kochbananen zu bedecken

Wegbeschreibungen:

1. Die Kochbananen in einen kleinen Topf geben. gießen Sie gerade genug Wasser, um die Früchte vollständig unter Wasser zu setzen.

2. Stellen Sie den Topf über mittlere Flamme, und lassen Sie diesen Kochen, teilweise für die nächsten 20 Minuten bedeckt. wenn die Pfanne zu schnell auszutrocknen scheint, mehr Wasser hinzufügen.

3. nach 20 Minuten die Kochbananen vorsichtig ausfischen und auf einen Teller legen. lassen Sie diese vor dem Essen bei Raumtemperatur vollständig abkühlen.

Tipp: Sie können große Chargen von Kochbananen für die spätere Verwendung kochen. diese machen ausgezeichnete Handzettel bei Picknicks und Heckklappenpartys. Sie können auch einige im Kühlschrank für etwa 2 Wochen aufbewahren und für andere Gerichte verwenden.

- Hausgemachte Leberpastete

Marken: 8 bis 12 Portionen

Zutaten:

1 Pfund Rinderleber, Membranen und Verbindungsgewebe entfernt, gewaschen, pat-getrocknet, gewürfelt. für eine milder schmeckende Leberpastete können Sie Kälberleber, Hühnerleber oder Entenleber ersetzen. Sie müssen die Hühnerleber nicht würfeln. kaufen Sie diese nur von Ihren vertrauenswürdigen Fleischhändlern, um Frische zu gewährleisten.

1 gelbe Zwiebel, klein, geschält, gehackt

2 Knoblauchzehen, groß, geschält, gerieben

9 frische Salbeiblätter, klein, grob zerrissen (kleinere Salbeiblätter sind weniger bitter als die größeren, reifen Blätter)

1 frisches Lorbeerblatt, ganz

1 Zweig frischer Rosmarin, ganz

4 Zweige frischen Thymian, ganz

und ein Viertel TL Meer oder koscheres Salz, bei Bedarf mehr hinzufügen

ein achtTL gemahlener oder pulverisiertes Mazer

ein Drittel Tasse Apfelessig

und halbe Tasse extra natives Kokosöl

Wegbeschreibungen:

1. sorgfältig eine 7,5 "x 3,5" Aluminium-Laib-Pfanne oder rechteckige Glas Backform mit mehreren Blatt Klammer-Wrap. Stellen Sie sicher, dass Sie die Innenseiten gut ausgekleidet haben, mit überhängenden Kunststoffplatten an den Seiten. dies soll es einfacher machen, die Leberpastete aus dem Behälter zu hebeln.

2. in einer großen Pfanne das Kokosöl oder die Palmenverkürzung bei mittlerer Hitze erhitzen.

3. Fügen Sie das Lorbeerblatt, Knoblauch, gehackte Zwiebel, Rosmarin, Salbei und Thymian auf einmal hinzu. Die Gewürze und Kräuter anbraten, bis die Zwiebeln schlaff und transparent sind. Dies dauert etwa 7 bis 10 Minuten.

4. fügen Sie die gewürfelten Lebern hinzu. Sie müssen nur die Außenseite bräunen; Sie müssen die Lebernicht durchkochen.

5. Sobald die Leberwürfel richtig gebräunt sind, den Apfelessig vorsichtig eintragen. die Pfanne abdecken und den Essig 2 Minuten kochen lassen.

6. Entfernen Sie den Deckel und fischen Sie das Lorbeerblatt und die Zweige von Rosmarin und Thymian. diese zu verwerfen.

7. die heiße Lebermischung vorsichtig in einen Mixer geben und bis glatt verarbeiten.

8. Die Leberpastete in die vorbereitete Laibpfanne oder Backform geben. beiseite stellen, um bei Raumtemperatur vollständig abzukühlen. sobald der Pété kühl genug ist, bedecken Sie diese mit mehr Schichten von Klammerwickeln. der Kunststoff sollte die Oberfläche des zubereiteten Fleisches berühren. dies soll verhindern, dass die Leberpastete eine Kruste entwickelt.

9. Stellen Sie den Pété vor dem Servieren 24 Stunden in den Kühlschrank.

10. zu dienen: Entfernen Sie die Leber-Pété aus ihrem Behälter, indem Sie auf den überhängenden Blättern der Klammerfolie ziehen. Drehen Sie dies auf einem Schneidebrett, und schälen Sie nur eine kleine Portion Wrap von einem Ende. gerade genug Leberpastete für eine Portion abschneiden, etwa eine 1-Zoll dicke Scheibe.

11. Versiegeln Sie die Leber pastete wieder unter Schichten von Klammerwickeln, aber geben Sie diese nicht in die Laibpfanne oder Backform zurück. Legen Sie diese stattdessen in einen luftdichten Kunststoffbehälter und kehren Sie zur späteren Verwendung in den Kühlschrank zurück. dies wird gut für die nächsten 4 bis 6 Tage halten.

12. Legen Sie den Zoll dicken Leberpastete in eine kleine Tauchschüssel, begleitet von einem Buttermesser. Servieren Sie dies mit dicken Scheiben von gekühlten Gurken, oder paläo-sichere Cracker, wenn Sie wählen.

- Geröstetes Blumenkohl-Popcorn

serviert: 4

Zutaten:

1 Kopf Blumenkohl, klein, Blätter und zähe Stiele entfernt, in gleichmäßig große mundgerechte Blüten geschnitten, gewaschen, gut entwässert

natives Olivenöl, zum Bürsten und Nieselregen

Meer- oder Steinsalz nach Geschmack

Wegbeschreibungen:

1. den Ofen auf 425 Grad Fahrheit oder 220 Grad Celsius vorheizen.

2. ein Backblech mit Pergamentpapier auslegen. die Kochfläche leicht mit Olivenöl bürsten.

3. Die Blumenkohlblüten über das Backblech verteilen. Stellen Sie sicher, dass sich keine überlappen oder berühren, um auch nur kochen zu können. die Blüten leicht mit Olivenöl beträufeln. geben sie dem Gemüse eine leichte Berieselung von Salz.

4. Rösten Sie diese für 1 Stunde im heißen Ofen, drehen Sie das Gemüse mindestens 4 Mal, oder bis die meisten der Blumenkohl blüten goldbraun geworden sind.

5. Das Backblech vorsichtig aus dem Ofen nehmen und die Blüten in einen Teller geben. lassen Sie diese vor

dem Servieren leicht abkühlen. Auf Wunsch mit mehr Salz bestreuen.

- Pangegrillte Hähnchenzarten Mit C-Salat

serviert: 1

Zutaten:

für die Hühnerzart:

4 Hähnchenschenklchen, Felle entfernt, gewaschen, pat getrocknet, einzeln in lose Klammerpackung gewickelt, dünn gehämmert mit einem Fleischschläger

Dash von Meer oder koscherem Salz

Dash spanische Paprika Pulver

Dash schwarzer Pfeffer

1 Limette, halbiert, Säfte gepresst, Samen entfernt

Olivenöl, zum Nieselregen

für den c-Salat:

2 Gurken, Medium, Enden entfernt, gewürfelt

1 Stielsellerie, groß, Wurzel getrimmt, etwa so groß wie die gewürfelten Gurken gehackt

2 Zweige frischer Koriander, frisch gehackt

2 EL Apfelessig

Salz & Pfeffer, nach Geschmack

Wegbeschreibungen:

1. um den Salat zu machen: Kombinieren Sie alle Zutaten in einer kleinen Schüssel. Saison nach

Geschmack. vor dem Servieren mindestens 15 Minuten im Kühlschrank aufbewahren.

2. um die Hühnerzart zu machen: Entfernen Sie die Hähnchenschenklchen filets aus ihren Klebewickel. Diese in eine flache Schüssel geben und gut mit Salz, Pfeffer und Paprikapulver abschmecken. den Limettensaft eingießen. Das Fleisch umdrehen, um beide Seiten marinieren.

3. in der Zwischenzeit die Grillpfanne bei großer Hitze stellen. eine kleine Menge Olivenöl in die Pfanne träufeln, nur um zu verhindern, dass das Fleisch an der Kochoberfläche klebt. warten, bis die Pfanne leicht rauchig wird. die Wärme- auf die mittlere Einstellung herunterdrehen.

4. die marinierten Hähnchenfilets in die heiße Pfanne geben. kochen nur, bis eine Seite besinten ist, oder etwa 1 Minute. Das Fleisch umdrehen und die andere Seite für eine weitere Minute kochen. die Hühnermarinade vorsichtig in die heiße Pfanne gießen und die Hitze ausschalten. Den Deckel aufsetzen und das Fleisch in seinem eigenen Saft köcheln lassen, bis der größte Teil der Marinade ausgetrocknet ist, ca. 2 bis 5 Minuten.

5. zu montieren: Legen Sie die Huhn Zart auf einem Teller, und die c Salat auf der Seite. sofort servieren.

Avocado Eiersalat

Zutaten
1 Ei (gekocht)
1/2 Avocado
2 Scheiben Speck (zerbröckelt)
Saft aus 1/2 Zitrone
Meersalz (nach Geschmack)
Schwarzer Pfeffer (nach Geschmack)

Anleitung
1. Die Avocado aus ihrer Schale lösen und in kleinere Stücke schneiden. In eine kleine Schüssel geben. Mit Zitronensaft beträufeln
2.Das hart gekochte Ei würfeln und in die kleine Schüssel hinzufügen. Dann den Speck hinzufügen
Mit Meersalz und schwarzem Pfeffer würzen. Mit einer Gabel verrühren.

Sofort servieren.

Zubereitungszeit: 10   Minuten

Schinken Und Brokkoli Frittata

Zutaten

8 Eier

1 EL Kokosöl

1/2 Rote Zwiebel (klein, gewürfelt)

1clove Knoblauch (fein zerkleinert)

1/2 Kopf Brokkoli (in kleine Röschen

1 Süßkartoffel (klein, geschält und fein gewürfelt)

1 Tasse Gekochter Schinken (gewürfelt)

1 / 3cup Mandelmilch

1 EL frische Petersilie (gehackt)

Salz und Pfeffer (nach Geschmack)

Anleitung

1.Den Ofen auf 375 Grad vorheizen.

2.In einer Pfanne das Kokosöl bei mittlerer Hitze schmelzen.

3.Fügen Sie die Zwiebel hinzu und braten sie, bis sie weich ist.

4.Fügen Sie den Knoblauch hinzu.

5.Füge den Brokkoli in die Pfanne hinzu und koche sie für 5 Minuten.

6.Fügen Sie die Süßkartoffel hinzu

7.Schinken hinzufügen.

8.Eier in einer mittleren Schüssel schlagen.

9.Fügen Sie die Mandelmilch hinzu und würzen Sie die Eimasse mit Salz und Pfeffer.

10.Gießen Sie die Eier über die Pfanne und gut umrühren.

11.Kochen Sie die Masse auf dem Herd für weitere 2-3

Minute. Dann die Pfanne in den Ofen geben und für 15-20 Minuten backen, bis die Eier gesetzt und gekocht sind.

12.Warm servieren.

Zubereitungszeit: 30 Minuten

Apfel Rösti

Zutaten
2 Eier (geschlagen)
2 Scheiben Speck (in Streifen geschnitten)
1 Apfel (geschält und gehackt)
5 Walnüsse (Hälften)
1 Teelöffel Butter
etwas Zimt
Anleitung
1.In einer großen Pfanne Butter hinzugeben und Eier schlagen .
2.Fügen Sie Speck hinzu und lassen ihn etwas anbraten. Füge die Apfelstücke hinzu und kochen bis der Apfel etwas weich ist.
3.Zerkleinern Sie die Walnüsse und füge sie in die Pfanne hinzu.
4.Gut durchrühren und abkühlen lassen.

Zubereitungszeit: 10 Minuten

Getrocknete Tomaten Roulade

Zutaten

4 Türkei Koteletts

6-7 Sonnengetrocknete Tomaten

3 EL frische Basilikumblätter (ca. 20 Blätter)

2 EL Pinienkerne

1/2 TL Meersalz

3-EL Olivenöl

Meersalz und schwarzer Pfeffer (nach Geschmack)

Kokosnussöl

Anleitung

1.Backofen auf 350 Grad vorheizen.

2.In einer Pfanne bei mittlerer Hitze die Pinienkerne rösten auf etwas Olivenöl. Gelegentlich etwas schütteln.

3.Die Sonne getrockneten Tomaten zusammen, Basilikum, und hinzugeben und mit einem Pürierstab pürieren. Olivenöl dazugeben

4.Legen Sie jedes Kotelett aus auf ein Brett. Mit Salz würzen. Dann die pürierte Mischung auf der Oberfläche jedes Kotelettes verteilen.

5.Beginnen Sie an einem Ende rollen das Kotelett bis zum anderen Ende und befestigen es mit einem Zahnstocher.

6.Kokosöl bei mittlerer Stufe erhitzen.

7.Fügen Sie jede Roulade in die heiße Pfanne hinzu und lassen jede Seite goldbraun werden.

8.Legen Sie die Rouladen in den vorgeheizten Ofen für weitere 10 Minuten.

9.Mit einem scharfen Messer die Rouladen in Scheiben schneiden. Nach Geschmack würzen.
Zubereitungszeit: 40 Minuten

Süßkartoffel Hash Mit Chorizo

Zutaten

1 Chorizowurst (Nitrat- und glutenfrei, in Scheiben geschnitten)
2 Tassen Baby-Spinat
1 Süßkartoffel (geschält und gewürfelt)
2 EL Butter
½ Tasse Rote Zwiebel (gehackt)
2 Knoblauchzehen (fein zerkleinert)
¼ TL Rote Pfefferflocken
1/2 TL Salz
1/2 TL Schwarzer Pfeffer

Anleitung

1.Butter in einer Pfanne schmelzen. Chorizo für vier bis fünf Minuten darin braten.
Chorizo aus der Pfanne nehmen und beiseite legen
2. Zwiebel, Knoblauch und Paprika Flocken in die Pfanne geben und für 2 Minuten braten. Süßkartoffeln hinzugeben und immer etwas verrühren bis sie bräunlich sind.
3.Spinat hinzufügen und weiterrühren bis die Süßkartoffeln durchgekocht sind.
4.Bringen Sie die Chorizo in die Pfanne mit den süßen Kartoffeln und Spinat. Schalten Sie die Hitze auf mittel-niedrig und rühren Sie den Inhalt weiter um. Fügen Sie Salz und Pfeffer hinzu und kochen alles für weitere 3-5 Minuten.

Zubereitungszeit: 13 Minuten

Paleo-Müslimischung

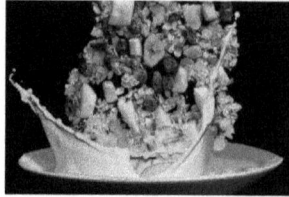

Zutaten für 4 Portionen:

120 g	Honig
50 g	Leinsamen
60 g	Sonnenblumenkerne
40 g	Kürbiskerne
40 g	Haferflocken
140 g	Kokoschips
60 g	Mandelblättchen

- Den Honig (oder alternative Süßungsmittel), zusammen mit den anderen Zutaten am besten gleich in einer Schüssel abwiegen und gut verrühren
- Je nach Belieben optional noch mit Zimt oder Süßstoff verfeinern

- Die Müslimischung auf einem mit Backpapier ausgelegten Backblech verteilen und etwa für eine Viertelstunde bei 150 °C rösten, bis die Kokosflocken anfangen leicht bräunlich zu werden.
- Nach 5 Minuten eventuell auf dem Blech noch einmal durchmischen, damit sich der Honig auch gut verteilt

Dann das Backblech aus dem Ofen holen, das Müsli unter gelegentlichem Durchrühren komplett abkühlen lassen und luftdicht verpacken.

Omelette Mit Käse Und Putenfleisch

Zutaten für 1 Portion

2 mittelgroße Eier

1 Scheibe Putenaufschnitt in Würfelform

Etwas Käse gerieben

Zubereitung

1. Die Eier in einer Schüssel vermischen, bis das Eiweiß und das Gelbe vom Ei ausreichend vermischt sind.
2. Die übrigen Zutaten hinzufügen. Die Masse aus den Eiern in der Pfanne braten, bis sie fest geworden ist.

Suppen-Smoothie Mit Giersch Und Schafgarbe

Zutaten für 4 Portionen
1 EL Leinsamen

50 ml Wasser, zum Einweichen

2 große Tomaten

0,334 Salatgurke (120 g)

125 g Eichblattsalatblätter

50 g wilde Weinblätter

50 g Giersch

50 g Schafgarbe *

1 Knoblauchzehe

1 Prise Himalaya-Kristallsalz

1 Prise Pfeffer

200 ml Wasser, zum Mixen

Zubereitung

1. Die leinsamen in 50 ml wasser einen tag lang einweichen.
2. Die tomaten säubern und in viertel teilen, dabei den stielansatz wegschneiden. Die gurke säubern und in scheiben schneiden. Den eichblattsalat, die weinblätter, den giersch und die schafgarbe säubern, trocknen und klein schneiden. Die knoblauchzehe

abschälen und klein schneiden. Die vorbereiteten zutaten in den mixer einfüllen.

3. Die leinsamen gemeinsam mit dem einweichwasser, dem salz und dem pfeffer auch in den mixer füllen. 200 ml wasser hinzufügen.

4. Den mixer auf kleinster stärke einschalten, danach auf höchster stufe arbeiten, bis eine cremige konsistenz entstanden ist. Nach belieben wasser hinzufügen und nochmals kurz mixen.

5. Den smoothie in schüsseln verteilen und mit der getrockneten wildblumen-mischung dekorieren.

Griechischer Hirtenaufstrich

Zutaten für 2 Portionen
150 g Schafskäse, Feta; max. 45 % Fett i. Tr.

100 g Joghurt, 1,5 % Fett

1 kleine Zwiebel

1 Knoblauchzehe

1 EL gehackte Petersilie

1 EL Schnittlauchröllchen

0,5 TL edelsüßes Paprikapulver

0,5 TL getrockneter Thymian

Salz und Pfeffer

Zubereitung

1. Den Schafskäse in grobe Teile zerkrümeln und danach mit einer Gabel weiter zerdrücken. Den Schafskäse mit dem Joghurt in eine Schüssel füllen und miteinander vermischen.
2. Die Zwiebel und den Knoblauch von der Schale befreien, würfeln und mit der gehackten Petersilie und den Schnittlauchröllchen unter die Mischung aus Schafskäse einrühren.
3. Den Aufstrich mit dem Paprikapulver, dem Thymian, dem Salz und dem Pfeffer nach Geschmack würzen und vor dem Servieren für zwei Stunden im Kühlschrank ziehen lassen.

Pochiertes Ei Mit Spinat Auf Quinoatoast

Zutaten für 1 Portion

1 Scheibe Quinoabrot

1 EL Sonnenblumenöl

0,5 Knoblauchzehe, gerieben oder gepresst

1 Ei

30 g gewaschener junger Spinat

Olivenöl, zum Beträufeln

Pfefferkörner grün, leicht zerdrückt

Zubereitung

1. Einen Topf bis etwa zwei Zentimeter unter den Rand mit Wasser befüllen und dieses zum Kochen bringen. Wenn es kocht, die Hitze herunter drehen, bis es nur leicht köchelt. Das Ei öffnen, in das Wasser gleiten lassen und etwa drei Minuten lang pochieren; falls erforderlich, mit dem kochenden Wasser begießen.
2. Zur gleichen Zeit das Sonnenblumenöl mit dem Knoblauch in einer Pfanne aufheize und eine Minute lang dünsten. Ist der Knoblauch weich geworden, den Spinat dazugeben und etwa eine Minute lang Sekunden zusammenfallen lassen.
3. Das Brot in einem Toaster rösten. Auf einen Teller legen und den Spinat darauf geben.

4.   Das Ei vorsichtig aus dem Wasser heben und auf den Spinat geben. Mit etwas Olivenöl beträufeln und mit Pfefferkörnern dekorieren.

Gedünstete Gemüsepfanne

Zutaten für 2 Portionen
100 g Putenbrust

1 Stange Lauch

1 mittelgroße Karotte

2 mittelgroße Paprika

1 mittelgroße Zucchini

Pfeffer und Salz

1 Teelöffel Thymian

2 Esslöffel Rapsöl

2 Esslöffel Wasser

Zubereitung

1. Den Lauch in Ringe teilen, die Zucchini, die Möhre und die Paprika in Stücke schneiden.
2. Den Thymian im Öl etwas dünsten, die in kleine Stücke zerteilte Putenbrust mit in der Pfanne anbraten. Dann das Gemüse und etwas Wasser zufügen, etwa fünf Minuten dünsten.

Knödelchen Mit Pilzragout

Zutaten für 10 Stück
Für die Knödel:
300 g Brötchen, vom Vortag

250 ml Vollmilch

2 Eier

Pfeffer

1 Messerspitze frisch geriebene Muskatnuss

30 g Walnüsse

1 Bund Petersilie

Salz

Für das Pilzragout:
800 g gemischte Pilze

1 Zwiebel

1 EL Butter

100 g Schmand

Zubereitung

1. Die brötchen in schmale scheiben schneiden. Die milch mit den aufgeschlagenen eiern vermischen und nach geschmack mit pfeffer und muskat würzen. Eiermilch über die brötchenscheiben gießen und 15–20 minuten quellen lassen, einmal durchmischen, vielleicht noch wasser hinzufügen, sollte die masse sehr trocken sein.

2. Inzwischen walnüsse fein hacken. Die petersilie säubern, abtrocknen, von den stielen trennen und zerhacken. Die pilze säubern und abhängig von der größe im ganzen lassen, teilen oder vierteln, die zwiebel von der schale befreien und in würfel schneiden.

3. In einem topf das salzwasser auf temperatur bringen. Den backofen auf 100°c aufheizen. Etwas gehackte petersilie und die walnüsse in den knödelteig einkneten und mit feuchten händen zehn knödel formen. Die knödel in das kochende wasser einlegen und bei niedriger hitze etwa zwölf minuten ziehen lassen. Die knödel entnehmen und im ofen warmhalten.

4. Butter in einer großen pfanne schmelzen lassen und die würfel der zwiebel glasig dünsten. Die pilze hinzufügen, nach geschmack mit salz und pfeffer würzen und unter braten, bis sie etwas gebräunt sind. Den schmand hinzufügen und mit der petersilie, etwas salz und pfeffer würzen. Zu den knödeln reichen.

Pfifferlinggratin

Zutaten für 4 Portionen

2 Schalotten

400 g Pfifferlinge

200 g junge, zarte Brennnesselblätter

200 g junger Blattspinat

100 g Sahne

Salz und Pfeffer

frisch geriebene Muskatnuss

80 g geriebener Parmesan

2 Knoblauchzehen

2 EL Butter

100 ml Milch

2 Eier

Zubereitung

1. Den Backofen auf eine Temperatur von 200° C vorheizen. Die Schalotten und den Knoblauch von der Schale befreien und zerhacken. Die Pilze säubern, nur mit einem Pinsel bzw. mit dem feuchten Küchenpapier abreiben.
2. Die Brennnesseln auf der Arbeitsplatte auslegen (dazu die Einmal-Handschuhe verwenden), mit dem Nudelholz rollen. Auf diese Art und Weise werden

die Nesseln gebrochen und verursachen keine Schmerzen. Alle Stiele entfernen. Die Brennnesseln und den Spinat säubern und trocknen, danach hacken.

3. In einer Pfanne einen Esslöffel Butter zergehen lassen. Die Schalotten dünsten, ohne sie Farbe annehmen zu lassen. Den Knoblauch hinzufügen und auch die Pilze folgen lassen. Alles etwa drei bis vier Minuten unter Verrühren andünsten, die Brennnesseln und den Spinat untermischen, pfeffern.

4. Eine Auflaufform mit Butter einfetten, den Pfanneninhalt hineingeben. In einem Topf die Sahne und die Milch auf Temperatur bringen, die Eier untermischen, mit etwas Salz, dem Pfeffer und dem Muskat nach Geschmack würzen. Die Sauce über die Pilzmischung verteilen, mit etwas Parmesan bestreuen und im Ofen auf mittlerer Schiene etwa eine Viertelstunde backen, bis die Oberfläche eine Kruste aufweist.

Tofu Mit Currypilzen

Zutaten für 4 Portionen
500 g Champignons, oder Egerlinge

2 Frühlingszwiebeln

2 Knoblauchzehen

0,5 Bünde Petersilie

0,5 Bio-Zitrone

2 TL Koriandersamen

4 EL neutrales Öl

2 TL scharfes Currypulver

200 ml Pflanzensahne, am besten Mandel- oder Hafersahne

Salz und Pfeffer

500 g Tofu

Zubereitung

1. Die pilze mit küchenpapier abreiben und die stielenden entfernen. Die pilze in scheiben zerschneiden. Die frühlingszwiebeln säubern, putzen und in ringe zerschneiden.
2. Den knoblauch von der schale befreien und in dünne scheiben zerschneiden. Die petersilie säubern, trocknen und fein schneiden. Die hälfte der zitrone mit heißem wasser säubern waschen und trocknen, schale fein abreiben, einen esslöffel saft auspressen.

3. Einen großen topf erhitzen. Darin den koriander unter rühren etwa eine minute anrösten, dann entnehmen und in einem mörser fein zerstoßen.

4. In dem topf zwei esslöffel öl auf temperatur bringen. Darin die pilze unter rühren bei großer hitze etwa vier minuten braten, bis die flüssigkeit wieder verdampft ist. Die zwiebeln und den knoblauch hinzufügen und kurz mit braten. Currypulver darüber stäuben, ebenfalls etwas braten. Die sahne angießen und aufkochen. Die pilze mit dem koriander, der schale der zitrone und dem zitronensaft, dem salz und dem pfeffer nach geschmack würzen, dann warmhalten.

5. Den tofu in dünne scheiben schneiden, mit salz und pfeffer nach geschmack würzen. Das übrige öl in einer großen pfanne erhitzen. Die tofuscheiben hinzufügen und bei hoher hitze pro seite in etwa vier minuten knusprig braten. Die petersilie unter die pilze mischen. Mit dem tofu servieren.

Eierpfanne Mit Lauch Und Rucola

Zutaten für 2 Portionen

2 Stangen Lauch

2 Esslöffel Butter

1 Zehe Knoblauch

250 g Rucola

3 Esslöffel Weißwein

4 mittelgroße Eier

Salz und Pfeffer

Zubereitung

1. Das lauchgemüse in schmale ringe zerteilen, mit butter in einer pfanne braten, bis der lauch weich ist. Danach das salz und den zerhackten knoblauch hinzugeben. Anbraten lassen, bis es einen angenehmen duft verbreitet.

2. DEN RUCOLA UND DEN weißwein HINZUFÜGEN, DANN RÜHREN. KOCHEN LASSEN, BIS DAS GEMÜSE ZUSAMMENFÄLLT.

3. Mit etwas pfeffer würzen. Die eier in die pfanne geben, den deckel draufgeben und bei geringer hitze etwa fünf minuten auf der flamme lassen, bis die spiegeleier gar sind.

Rotes Thai-Gemüse

Zutaten für 4 Portionen

300 g Cocobohnen

200 g Zucchini

200 g rote Peperoni, Paprika

300 g Champignons

6 EL Erdnussöl

400 ml Kokosmilch

100 ml Gemüsebouillon

80 g rote Currypaste

Meersalz

schwarzer Pfeffer, aus der Mühle

1 Bund Thai-Basilikum

Zubereitung

1. Die Bohnen säubern und in etwa vier Zentimeter lange Stücke zerschneiden. In kochendem Salzwasser für 20 Minuten weich garen. Das Wasser wegschütten und unter fließendem kaltem Wasser abschrecken.
2. Die Zucchini säubern und in zwei Zentimeter große Würfel zerschneiden. Die Peperoni säubern, von den Kernen befreien und ebenfalls in zwei Zentimeter große Würfel zerschneiden. Die Pilze

frisch anschneiden, säubern und von Erdresten befreien.

3. Das Erdnussöl auf Temperatur bringen, die Peperoni, die Pilze und die Zucchini darin drei bis vier Minuten lang dünsten. In einem Sieb abtropfen lassen.

4. Währenddessen die Kokosmilch mit der Gemüsebouillon und der Currypaste vermischen und aufkochen.

5. Das vorgegarte Gemüse hinzufügen und fünf Minuten lang fertig garen. Mit Salz und Pfeffer würzen. Den Thai-Basilikum schneiden und darüber streuen. Als Beilage Basmatireis servieren.

Pimientos De Padrón

Zutaten für 2 Portionen
200 g Pimientos

Olivenöl

Meersalz

Knoblauch

1 Prise Zucker

Zubereitung

1. In einer Pfanne das Olivenöl auf Temperatur bringen und die gewaschenen Pimientos hinzufügen. Die Knoblauchzehen in feine Scheiben zerschneiden.
2. Bei mittlerer Hitze und unter Umrühren anbraten lassen. Kurz vor Schluss die in feine Scheiben geschnittenen Knoblauchzehen hinzufügen, eine Prise Zucker darüber rieseln lassen und anbraten und leicht karamellisieren lassen. Der Knoblauch wird leicht angeröstet, knusprig und schmeckt durch die Karamellnote ausgezeichnet.
3. Abschließend noch das Meersalz untermischen und darauf verteilen. Wer es etwas schärfer liebt, kann ein wenig Chili mit dem Knoblauch dazu geben.

Ungarisches Paprikagulasch

Zutaten für 2 Portionen

2 Paprika

2 rote Peperoni

4 Champignons

1 Avocado

50 g Sesam

1 EL Shoyu

1 Zitrone

1 getrocknete Dattel

1 TL Mexi Chili Miso

1 Msp. Himalayasalz

3 EL Kürbiskernöl

1 Handvoll frische Kressesprossen

Zubereitung

1. Die zitrone pressen. Die rote paprika in hälften teilen, von den kernen befreien und in kleine würfel schneiden. Die peperoni in hälften teilen, von den kernen befreien und ebenfalls würfeln. Die paprikawürfel und die peperoniwürfel vermischen.
2. Die steinpilze putzen und in feine scheiben zerschneiden. Mit etwas zitronensaft beträufeln und auf einem teller anrichten.

3. Den sesam zu „mehl" mixen. Die avocado in hälften teilen, den kern entfernen, mit einem löffel das fruchtfleisch entfernen und zu dem sesammehl hinzufügen.

4. Den restlichen saft der zitronen das mexi chili miso, die eingeweichte dattel mit dem einweichwasser, das himalayasalz, das namashoju und das kürbiskernöl in den mixbecher geben und alles zu einer cremigen paste mixen.

5. Die Würfel der Paprika neben die Steinpilze anordnen und die Soße darüber geben. Mit den Sprossen der Kresse verzieren.

Kokosnusspfannkuchen Mit Erdbeersoße

Zutaten:

1 ½ Esslöffel Kokosnussmehl

2 Eier

½ Esslöffel ungesüßte Apfelmus

1 ½ Teelöffel Kokosnussöl

1 Teelöffel Kokosnussöl, für die Pfanne

1 1/2 Esslöffel Kokosnussmilch

¼ Teelöffel Apfelcidre Essig

3 Teelöffel Kokosnussmilch

1 Teelöffel Honig

Anleitung:

Pfannkuchen:

Mixen Sie das Kokosnussmehl und die Eier bis sich eine weiche Paste entsteht.

Gießen Sie sie anschließend in eine vorgeheizte Pfanne.

Fügen Sie Apfelmus, Kokosöl, Kokosmilch, Honig und Essig hinzu.

Rühren Sie solange bis alles weich ist.

Geben Sie das Kokosöl in die heiße Pfanne.

Geben Sie den Teig in die Pfanne und kochen Sie die Pfannkuchen.

Kürbis Kekse

Zutaten:
1 Tasse pürierter Kürbis
½ Tasse Mandelbutter
¼ Teelöffel Zimtpulver
¼ Teelöffel Muskatnusspulver
½ Teelöffel Backpulver
1 Teelöffel Vanilleextrakt
1 Teelöffel Ahornsirup
2 Eigelbe
½ Tasse gehackte Walnuss
Anleitung:
Platzieren Sie den pürierten Kürbis in einer Schüssel.
Mit einem Mixer, mixen Sie alles mit Mandelbutter auf niedriger Stufe zusammen.
Dann fügen Sie Zimt, Muskatnuss, Backpulver, Vanille und Ahornsirup hinzu.
Als letztes, geben Sie die Eier in die Mischung und mixen Sie auf mittlerer Stufe für eine Minute weiter.
Heben Sie die Pecan Stücke unter den Teig und rühren Sie vorsichtig mit einem hölzernen Löffel um.
Stellen Sie den Keksteig für 20 Minuten in den Kühlschrank.
Heizen Sie den Ofen auf 200 C vor und legen Sie ein Keksblech mit Backpapier aus.
Tropfen Sie mit einem Eislöffel topfen den Teig auf das Keksblech.
Backen Sie es für ungefähr 10 Minuten bis die Kekse goldbraun sind.

Himbeer Pfannkuchen

Zutaten:
Soße:
½ Tasse zerkleinerte frische Himbeeren
3 Teelöffel Zitronensaft
3 Teelöffel Honig
Pfannkuchen:
2 Eier
3 Esslöffel Mandelmilch
½ Esslöffel Honig
1 ½ Esslöffel Kokosnussmehl
1 ½ Teelöffel Vanilleextrakt
3 Esslöffel Tapioka Mehl
Eine Prise Salz
Kokosnussöl, um die Pfanne zu fetten

Anleitung:
Soße:
Kombinieren Sie alle Zutaten in einem Kochtopf bei
mittlerer Hitze.
Kochen Sie bei mittlerer Hitze etwa 45 Minuten lang
Pfannkuchen:
Schlagen Sie mit einem Schneebesen alle Zutaten für
die Pfannkuchen in einer großen Schüssel zusammen:
Eier, Mandelmilch, Honig und Vanilleextrakt.
Fügen Sie Kokosmehl, Tapiokamehl und eine Prise Salz
in die Schüssel hinzu.
Vermischen Sie alles gründlich.
Fetten Sie eine große Pfanne mit Kokosöl ein.

Wenn die Pfanne heiß ist, geben Sie den Teig in die Pfanne.

Dann geben Sie einen Esslöffel der Himbeermarmeladenmischung auf die Pfannkuchen.

Wenden Sie die Pfannkuchen nach 2 Minuten.

Mandel-Bohnen Smoothie

Zutaten:
1 kleine Avocado
1 Tasse feine Bohnen
30 ml Mandelmilch
1 Tasse Spinat
1 Tasse Brokkolispitzen
30 Gramm Sonnenblumen Samen

Anleitung:
Bohnen und Brokkolispitzen schneiden.
Sonnenblumensamen für 30 Sekunden mixen.
Restliche Zutaten hinzufügen und für weitere 20
Sekunden mixen.
Gleich servieren und genießen.

Cremige Suppe

Vorbereitungszeit: 6 Minuten
Garzeit: 15 Minuten
Portionen: 8

Zutaten:
- 6 Speckscheiben, gekocht und gehackt
- 1 Pfund Hühnerwurst, gemahlen und gekocht
- 1 Esslöffel Ghee, geschmolzen
- 1 Tasse gelbe Zwiebel, gehackt
- 2 gehackte Knoblauchzehen
- 14 Unzen Hühnerbrühe
- eine Prise Meersalz und schwarzer Pfeffer
- eine Prise rote Pfefferflocken
- 3 gehackte Süßkartoffeln
- 2 Esslöffel Pfeilwurzpulver
- 12 Unzen Kokosmilch
- 2 Tassen Spinat, gehackt

Richtungen:
1. Ghee, Zwiebel, Knoblauch, Brühe, Salz, Pfeffer, rote Pfefferflocken und Wurst in den Instant-Topf geben, umrühren, abdecken und 10 Minuten auf hoher Stufe kochen.

2. In einer Schüssel Pfeilwurzpulver mit Kokosmilch mischen, verquirlen und zur Suppe geben.
3. Spinat hinzufügen, umrühren, abdecken und weitere 3 Minuten kochen lassen.
4. Speck hinzufügen, umrühren, in Schalen schöpfen und servieren.

   genießen!

Ernährung: Kalorien 184, Fett 3, Ballaststoffe 3, Kohlenhydrate 6, Protein 8

Eier, Schinken Und Pilz Mischen

Vorbereitungszeit: 10 Minuten
Garzeit: 10 Minuten
Portionen: 1

Zutaten:
- 2 Esslöffel Ghee

- ¼ Tasse Kokosmilch

- 3 Eier
- 3,5 Unzen geräucherter Schinken, gehackt

- 3 Unzen Pilze, in Scheiben geschnitten

- 1 Tasse Rucola, zerrissen

- eine Prise schwarzer Pfeffer

Richtungen:
1. Stellen Sie Ihren Instant-Topf auf den Sauté-Modus, fügen Sie das Ghee hinzu und erhitzen Sie es.
2. Pilze und Schinken hinzufügen, umrühren und 3 Minuten kochen lassen.
3. In einer Schüssel die Eier mit Milch und etwas schwarzem Pfeffer mischen und gut verquirlen.
4. Diese Mischung über Pilze und Schinken verteilen, vorsichtig umrühren, abdecken und 6 Minuten auf niedriger Stufe kochen lassen.
5. Auf Teller verteilen und mit Rucola darüber servieren.

genießen!

Ernährung: Kalorien 156, Fett 2, Ballaststoffe 2, Kohlenhydrate 6, Protein 14

Zucchini Und Karotten Herrliches Frühstück

Vorbereitungszeit: 10 Minuten
Garzeit: 4
Portionen: 4

Zutaten:
- 1 ½ Tassen Mandelmilch
- eine Prise Muskatnuss, gemahlen
- 1 kleine Zucchini, gerieben
- 1 Karotte, gerieben
- eine Prise Nelken, gemahlen
- 2 Esslöffel Agavennektar
- ½ Teelöffel Zimtpulver
- ¼ Tasse Pekannüsse, gehackt

Richtungen:
1. Geben Sie Milch, Zucchini, Karotten, Muskatnuss, Nelken, Zimt und Agavennektar in Ihren Instant-Topf, decken Sie ihn ab und kochen Sie ihn 4 Minuten lang auf hoher Stufe.
2. Pekannüsse hinzufügen, vorsichtig umrühren, in Schalen teilen und zum Frühstück servieren.
   genießen!

Ernährung: Kalorien 100, Fett 1, Ballaststoffe 2, Kohlenhydrate 5, Protein 5

Leichtes Frühstück

Vorbereitungszeit: 10 Minuten
Garzeit: 10 Minuten
Portionen: 4

Zutaten:
- 1 Esslöffel Olivenöl

- 2 gelbe Zwiebeln, gehackt

- 6 gehackte Zucchini

- 1 Pfund Kirschtomaten, halbiert

- 1 Tasse Wasser

- 2 gehackte Knoblauchzehen

- eine Prise Meersalz und schwarzer Pfeffer

- 1 Bund Basilikum, gehackt

Richtungen:
1. Stellen Sie Ihren Instant-Topf auf den Bratmodus, geben Sie das Öl hinzu und erhitzen Sie es.
2. Zwiebeln, Tomaten, Wasser, Zucchini, Knoblauch, Salz und Pfeffer hinzufügen, umrühren, abdecken und 5 Minuten auf hoher Stufe kochen lassen.
3. Basilikum bestreuen, vorsichtig umrühren, auf Teller verteilen und zum Frühstück servieren.
    genießen!

Ernährung: Kalorien 120, Fett 2, Ballaststoffe 1, Kohlenhydrate 3, Protein 6

Tolle Vegetarische Quiche

Vorbereitungszeit: 10 Minuten
Garzeit: 30 Minuten
Portionen: 8

Zutaten:
- ½ Tasse Mandelmilch

- ½ Tasse Mandelmehl

- 8 Eier
- eine Prise Meersalz und schwarzer Pfeffer

- 1 rote Paprika, gehackt

- 2 grüne Zwiebeln, gehackt

- 1 Tasse Tomaten, gehackt

- ½ Tasse Zucchini, gehackt

- 1 Tasse Wasser

Richtungen:
1. In einer Schüssel Eier mit Mandelmehl, Mandelmilch, Salz, Pfeffer, rotem Paprika, Frühlingszwiebeln, Zucchini und Tomaten mischen, gut verquirlen und in eine runde Auflaufform geben.
2. Geben Sie das Wasser in Ihren Instant-Topf, fügen Sie den Dampfkorb hinzu, geben Sie die Auflaufform hinein, decken Sie sie ab und kochen Sie sie 30 Minuten lang auf hoher Stufe.

3. Quiche etwas abkühlen lassen, in Scheiben schneiden, auf Teller verteilen und servieren.

genießen!

Ernährung: Kalorien 200, Fett 3, Ballaststoffe 2, Kohlenhydrate 5, Protein 7

Herzhaftes Frühstück

Vorbereitungszeit: 10 Minuten
Garzeit: 20 Minuten
Portionen: 6

Zutaten:
- 3 Pfund Schweinebraten, ohne Knochen

- 2 Teelöffel Kreuzkümmel, gemahlen

- 1 Teelöffel rote Pfefferflocken, zerkleinert

- eine Prise Meersalz und schwarzer Pfeffer

- 1 Teelöffel Oregano, getrocknet

- Saft aus 1 Orange

- Orangenschale von 1 Orange, gerieben

- 6 gehackte Knoblauchzehen

- 1 gelbe Zwiebel, gehackt

- 1 Lorbeerblatt

- 1 Esslöffel Avocadoöl

- 2 Teelöffel Koriander, gehackt

- 1 Butterkopfsalatkopf, zerrissen

- 2 Radieschen, in Scheiben geschnitten

- 2 Avocados, entkernt, geschält und in Scheiben geschnitten

- 1 Tasse Paläo- Salsa

- 2 gehackte Jalapenos
- 3 Limetten, geviertelt

Richtungen:
1. Geben Sie den Braten in Ihren Instant-Topf.
2. Kreuzkümmel, Pfefferflocken, Salz, Pfeffer, Oregano, Orangensaft, Orangenschale, Knoblauch, gelbe Zwiebel, Lorbeerblatt und Öl hinzufügen und den Braten gut einreiben.
3. Decken Sie den Instant-Topf ab und kochen Sie ihn 20 Minuten lang auf hoher Stufe.
4. Braten auf ein Schneidebrett geben, etwas abkühlen lassen, zerkleinern und auf Teller verteilen.
5. Teilen Sie auch Salatblätter, Radieschen, Avocado-Scheiben, Jalapenos und Limettenschnitze.
6. Koriander darüber streuen, Salsa darauf verteilen und zum Frühstück servieren.
   genießen!

Ernährung: Kalorien 275, Fett 4, Ballaststoffe 1, Kohlenhydrate 5, Protein 14

Hühnerleber Frühstücksaufstrich

Vorbereitungszeit: 5 Minuten
Garzeit: 10 Minuten
Portionen: 8

Zutaten:
- 1 Teelöffel Olivenöl

- ¾ Pfund Hühnerleber

- 1 gelbe Zwiebel, gehackt

- ¼ Tasse Wasser

- 1 Lorbeerblatt

- 2 Sardellen
- 1 Esslöffel Kapern

- 1 Esslöffel Ghee

- eine Prise Salz und schwarzen Pfeffer

Richtungen:
1. Geben Sie das Olivenöl in Ihren Instant-Topf, fügen Sie Zwiebel, Salz, Pfeffer, Hühnerleber, Wasser und das Lorbeerblatt hinzu, rühren Sie es um, decken Sie es ab und kochen Sie es 10 Minuten lang auf hoher Stufe.
2. Lorbeerblatt wegwerfen, Sardellen, Kapern und das Ghee hinzufügen und alles mit Ihrem Stabmixer pulsieren lassen.

3. Salz und Pfeffer hinzufügen, erneut mischen, in Schalen teilen und zum Frühstück servieren.

   genießen!

Ernährung: Kalorien 152, Fett 4, Ballaststoffe 2, Kohlenhydrate 5, Protein 7

Leckere Äpfel Und Zimt

Vorbereitungszeit: 10 Minuten
Garzeit: 10 Minuten
Portionen: 8

Zutaten:
- 1 Teelöffel Zimtpulver

- 12 Unzen Äpfel, entkernt und gehackt

- 2 Esslöffel Leinsamenmehl gemischt mit 1 Esslöffel Wasser

- ½ Tasse Kokoscreme

- 3 Esslöffel Stevia

- ½ Teelöffel Muskatnuss

- 2 Teelöffel Vanilleextrakt

- ⅓ Tasse Pekannüsse, gehackt

Richtungen:
1. Mischen Sie in Ihrem Instant-Topf Leinsamenmehl mit Kokoscreme, Vanille, Muskatnuss, Stevia, Äpfeln und Zimt, rühren Sie etwas um, decken Sie es ab und kochen Sie es 10 Minuten lang auf hoher Stufe.
2. In Schalen teilen, Pekannüsse darüber streuen und servieren.
   genießen!

Ernährung: Kalorien 120, Fett 3, Ballaststoffe 2, Kohlenhydrate 3, Protein 3

Zitronenmarmelade

Vorbereitungszeit: 10 Minuten
Garzeit: 12 Minuten
Portionen: 8

Zutaten:
- 2 Pfund Zitronen, in Scheiben geschnitten

- 2 Tassen Datteln

- 1 Tasse Wasser

- 1 Esslöffel Essig

Richtungen:
1. Geben Sie Datteln in Ihren Mixer, geben Sie Wasser hinzu und pulsieren Sie sehr gut.
2. Geben Sie Zitronenscheiben in Ihren Instant-Topf, fügen Sie Dattelpaste und Essig hinzu, rühren Sie um, decken Sie sie ab und kochen Sie sie 12 Minuten lang auf hoher Stufe.
3. umrühren, in kleine Gläser teilen und servieren. genießen!

Ernährung: Kalorien 72, Fett 2, Ballaststoffe 1, Kohlenhydrate 2, Protein 6

Orangen Vergnügen

Vorbereitungszeit: 10 Minuten
Garzeit: 25 Minuten
Portionen: 8

Zutaten:
• Saft aus 2 Zitronen

• 6 Esslöffel Stevia

• 1 Pfund Orangen, geschält und halbiert

• 1 Pint Wasser

Richtungen:
1. Mischen Sie in Ihrem Instant-Topf Zitronensaft mit Orangensaft und Orangensegmenten, Wasser und Stevia, decken Sie sie ab und kochen Sie sie 15 Minuten lang auf hoher Stufe.
2. In Gläser teilen und kalt servieren.

Ernährung: Kalorien 75, Fett 0, Ballaststoffe 0, Kohlenhydrate 2, Protein 2

Schnelles Dessert

Vorbereitungszeit: 10 Minuten
Garzeit: 15 Minuten
Portionen: 6

Zutaten:
- 2 Eigelb
- 3 Eier
- 1 und ½ Tassen Wasser
- 2 Tassen Kokosmilch, warm
- 2 Esslöffel Stevia
- ½ Tasse Kokoscreme
- 2 Esslöffel Haselnusssirup
- 1 Teelöffel Vanilleextrakt

Richtungen:
1. Eier in einer Schüssel mit Eigelb und Stevia mischen und gut verquirlen.
2. warme Milch, Haselnusssirup, Vanille- und Kokoscreme hinzufügen, umrühren, abseihen und in Puddingbecher gießen.
3. Geben Sie das Wasser in Ihren Instant-Topf, fügen Sie den Dampfkorb hinzu, fügen Sie Puddingbecher hinzu, decken Sie ihn ab und kochen Sie ihn 6 Minuten lang auf hoher Stufe.
4. Pudding vollständig abkühlen lassen und servieren.

genießen!

Ernährung: Kalorien 142, Fett 1, Ballaststoffe 2, Kohlenhydrate 2, Protein 3

Herrliche Pfirsiche Überraschen

Vorbereitungszeit: 10 Minuten
Garzeit: 4 Minuten
Portionen: 4

Zutaten:
- 6 Pfirsiche, Spitzen abgeschnitten und Innenseiten entfernt

- ¼ Tasse Kokosmehl

- ¼ Tasse Ahornsirup

- 2 Esslöffel Kokosnussbutter

- ½ Teelöffel Zimtpulver

- 1 Teelöffel Mandelextrakt

- 1 Tasse Wasser

Richtungen:
4. Mehl in einer Schüssel mit Ahornsirup, Kokosnussbutter, Zimt und ½ Teelöffel Mandelextrakt mischen, gut umrühren und Pfirsiche mit dieser Mischung füllen.
5. Geben Sie das Wasser und den Rest des Mandelextrakts in Ihren Instant-Topf, fügen Sie den Dampfkorb hinzu, fügen Sie Pfirsiche hinzu, decken Sie ihn ab und kochen Sie ihn 4 Minuten lang auf hoher Stufe.
6. auf Teller verteilen und servieren.

genießen!

Ernährung: Kalorien 165, Fett 3, Ballaststoffe 1, Kohlenhydrate 2, Protein 4

Birnen Und Spezielle Sauce

Vorbereitungszeit: 10 Minuten
Garzeit: 10 Minuten
Portionen: 6

Zutaten:
• 6 grüne Birnen

• 1 Vanilleschote

• 1 Gewürznelke

• eine Prise Zimt

• 7 Unzen Stevia

• 1 Glas natürlicher roter Traubensaft

Richtungen:
1. Mischen Sie in Ihrem Instant-Topf roten Traubensaft mit Stevia und Zimt und rühren Sie um.
2. Fügen Sie die Birnen und die Nelke hinzu, decken Sie sie ab und kochen Sie sie 10 Minuten lang auf hoher Stufe.
3. Birnen-Trauben-Sauce auf Teller verteilen und servieren.
    genießen!

Ernährung: Kalorien 172, Fett 2, Ballaststoffe 2, Kohlenhydrate 3, Protein 6

Leckere Kürbisbeilage

Vorbereitungszeit: 10 Minuten
Garzeit: 11 Minuten
Portionen: 2
Zutaten:
- 1 Esslöffel Olivenöl

- 1 Butternusskürbis, geschält und gewürfelt

- 1 Tasse Wasser

- 2 gehackte Knoblauchzehen

- 12 Unzen Kokosmilch

- 1 kleine gelbe Zwiebel, gehackt

- ½ Tasse Preiselbeeren, getrocknet

- 1 Teelöffel Currypulver

- 1 Teelöffel Zimtpulver

Richtungen:
1. Stellen Sie Ihren Instant-Topf auf den Bratmodus, fügen Sie das Öl hinzu, erhitzen Sie es, fügen Sie Knoblauch und Zwiebeln hinzu, rühren Sie um und kochen Sie es 2 Minuten lang.
2. Kürbis, Currypulver und Zimt hinzufügen, umrühren, abdecken und 6 Minuten auf hoher Stufe kochen lassen.
3. Fügen Sie Kokosmilch und Preiselbeeren hinzu, stellen Sie den Topf in den Kochmodus und kochen Sie weitere 3 Minuten.

4. Auf Teller verteilen und als Beilage servieren.
   genießen!

Ernährung: Kalorien 100, Fett 2, Ballaststoffe 2, Kohlenhydrate 3, Protein 2

Schnelle Beilage Freude

Vorbereitungszeit: 10 Minuten
Garzeit: 15 Minuten
Portionen: 4
Zutaten:
- 8 Endivien, beschnitten

- eine Prise Meersalz und schwarzer Pfeffer

- 4 Esslöffel Ghee

- 1 Teelöffel Stevia

- Saft aus ½ Zitrone

- ½ Tasse Wasser

- 2 Esslöffel Petersilie, gehackt

Richtungen:

1. Die Endivien in den Instant-Topf geben, 1 Esslöffel Ghee, Zitronensaft, Wasser, Stevia, Salz und Pfeffer hinzufügen, umrühren, abdecken, 10 Minuten auf hoher Stufe kochen, auf einen Teller geben und vorerst beiseite stellen.

2. Reinigen Sie Ihren Instant-Topf, stellen Sie ihn auf den Bratmodus, fügen Sie den Rest des Ghees hinzu, erhitzen Sie ihn, geben Sie die Endivien in den Topf zurück, fügen Sie Petersilie hinzu, rühren Sie ihn um, braten Sie ihn 5 Minuten lang an, verteilen Sie ihn auf Teller und dienen Sie als Beilage.

   genießen!

Ernährung: Kalorien 62, Fett 1, Ballaststoffe 2, Kohlenhydrate 2, Protein 3

Brokkoli-Beilage

Vorbereitungszeit: 10 Minuten
Garzeit: 13 Minuten
Portionen: 4

Zutaten:
- 1 Brokkolikopf, Blütchen getrennt

- ½ Tasse Wasser

- 6 gehackte Knoblauchzehen

- 1 Esslöffel Olivenöl

- 1 Esslöffel Balsamico-Essig

- eine Prise schwarzer Pfeffer

Richtungen:
1. Geben Sie das Wasser in Ihren Instant-Topf, fügen Sie den Dampfkorb hinzu, fügen Sie Brokkoliröschen hinzu, decken Sie ihn ab und kochen Sie ihn 10 Minuten lang auf niedriger Stufe.
2. Brokkoli in eine mit Eiswasser gefüllte Schüssel geben, abkühlen lassen, abtropfen lassen und in eine Schüssel geben.
3. Reinigen Sie Ihren Instant-Topf, stellen Sie ihn auf den Bratmodus, fügen Sie Öl hinzu, erhitzen Sie ihn, fügen Sie Knoblauch hinzu, rühren Sie um und kochen Sie ihn 3 Minuten lang.

4. Brokkoliröschen, eine Prise schwarzen Pfeffer und den Essig hinzufügen, umrühren, weitere 1 Minute anbraten, auf Teller verteilen und servieren.

genießen!

Ernährung: Kalorien 100, Fett 2, Ballaststoffe 0, Kohlenhydrate 1, Protein 5

Apfelbrei

Vorbereitungszeit: 10 Minuten
Garzeit: 15 Minuten
Portionen: 4

Zutaten:
- 1 Tasse Wasser

- 2 Äpfel, geschält, entkernt und in Scheiben geschnitten

- eine Prise Meersalz

- 1 Butternusskürbis, geschält und in mittelgroße Stücke geschnitten

- 2 Esslöffel Ahornsirup

- 1 gelbe Zwiebel, gehackt

- ½ Teelöffel Apfelkuchengewürz

Richtungen:
1. Geben Sie das Wasser in Ihren Instant-Topf, geben Sie den Dampfkorb hinein, fügen Sie Kürbisstücke, Zwiebel- und Apfelscheiben hinzu, decken Sie ihn ab und kochen Sie ihn 8 Minuten lang auf hoher Stufe.
2. Kürbis, Zwiebel und Apfel in eine Schüssel geben, mit einem Kartoffelstampfer zerdrücken, eine Prise Salz, Ahornsirup und Kuchengewürze hinzufügen, gut umrühren, auf Teller verteilen und als Beilage servieren.
    genießen!

Ernährung: Kalorien 142, Fett 2, Ballaststoffe 3, Kohlenhydrate 5, Protein 6

Pürierte Süßkartoffeln

Vorbereitungszeit: 10 Minuten
Garzeit: 16 Minuten
Portionen: 12
Zutaten:
- 3 Pfund Süßkartoffeln, geschält und gewürfelt

- 1 Tasse Kokosmilch, heiß

- 6 gehackte Knoblauchzehen

- 28 Unzen Gemüsebrühe

- 1 Lorbeerblatt

- ¼ Tasse Ghee, geschmolzen

- eine Prise Meersalz und schwarzer Pfeffer

Richtungen:
1. Kartoffeln in den Instant-Topf geben, Brühe, Knoblauch und Lorbeerblatt hinzufügen, umrühren, abdecken und 16 Minuten auf hoher Stufe kochen lassen
2. Kartoffeln abtropfen lassen, Lorbeerblatt wegwerfen, in eine Schüssel geben, mit einem Kartoffelstampfer zerdrücken, mit Kokosmilch und Ghee mischen und gut verquirlen.
3. Mit einer Prise Salz und Pfeffer würzen, gut umrühren, auf Teller verteilen und als Beilage servieren.
   genießen!

Ernährung: Kalorien 135, Fett 4, Ballaststoffe 2, Kohlenhydrate 6, Protein 4

Spezielle Süßkartoffeln

Vorbereitungszeit: 10 Minuten
Garzeit: 10 Minuten
Portionen: 8

Zutaten:
- 1 Tasse Wasser

- 1 Esslöffel Zitronenschale, gerieben

- 3 Esslöffel Stevia

- eine Prise Meersalz

- 3 Süßkartoffeln, geschält und in Scheiben geschnitten

- ¼ Tasse Ghee

- ¼ Tasse Ahornsirup

- 1 Tasse Pekannüsse, gehackt

- 1 Esslöffel Pfeilwurzpulver

- ganze Pekannüsse zum Garnieren

Richtungen:
1. Gießen Sie das Wasser in Ihren Instant-Topf, fügen Sie Zitronenschale, Stevia, Süßkartoffeln und Salz hinzu, rühren Sie um, decken Sie es ab, kochen Sie es 10 Minuten lang auf hoher Stufe und geben Sie es auf einen Teller.

2. Stellen Sie Ihren Instant-Topf auf den Sauté-Modus, fügen Sie das Ghee hinzu und erhitzen Sie es

3. Pekannüsse, Ahornsirup-Pfeilwurzelpulver hinzufügen, sehr gut umrühren und 1 Minute kochen lassen,
4. Süßkartoffeln auf Teller verteilen, die Pekannusssauce darüber träufeln, mit ganzen Pekannüssen belegen und servieren.

genießen!

Ernährung: Kalorien 162, Fett 2, Ballaststoffe 1, Kohlenhydrate 5, Protein 6

Spinat-Mangold-Vorspeisensalat

Vorbereitungszeit: 10 Minuten
Garzeit: 5 Minuten
Portionen: 4
Zutaten:

- 1 Apfel, entkernt und in Scheiben geschnitten

- 1 gelbe Zwiebel, in Scheiben geschnitten

- 3 Esslöffel Olivenöl

- ¼ Tasse Rosinen

- 6 gehackte Knoblauchzehen

- eine Prise Meersalz und schwarzer Pfeffer

- ¼ Tasse Pinienkerne, geröstet

- ¼ Tasse Balsamico-Essig

- 5 Tassen Spinat und Mangold gemischt

- ½ Tasse Wasser

- eine Prise Muskatnuss

Richtungen:

1. Stellen Sie Ihren Instant-Topf auf den Bratmodus, fügen Sie das Öl hinzu, erhitzen Sie es, fügen Sie Zwiebeln hinzu, rühren Sie um und kochen Sie es 2 Minuten lang.
2. Knoblauch, Apfel, Essig und Rosinen hinzufügen, umrühren und weitere 4 Minuten kochen lassen.

3. Spinat-Mangold-Mischung und Wasser hinzufügen, abdecken und 4 Minuten auf hoher Stufe kochen lassen.
4. Muskatnuss, Pinienkerne, eine Prise Salz und Pfeffer hinzufügen, umrühren, auf kleine Vorspeistenteller verteilen und als Vorspeisensalat servieren.

   genießen!

Ernährung: Kalorien 100, Fett 1, Ballaststoffe 1, Kohlenhydrate 2, Protein 4

Eingewickelte Garnelen

Vorbereitungszeit: 10 Minuten
Garzeit: 4 Minuten
Portionen: 12
Zutaten:
• 2 Esslöffel Olivenöl

• 1 Tasse Wasser + 2 Esslöffel

• 12 große Garnelen, gekocht, geschält und entdarmt

• 1 Esslöffel Minze, gehackt

• 2 Esslöffel Stevia

• ⅓ Tasse Brombeeren, püriert

• 12 Schinkenscheiben

Richtungen:
1. Geben Sie 1 Tasse Wasser in Ihren Instant-Topf, fügen Sie den Dampfkorb hinzu, wickeln Sie jede Garnele in eine Schinkenscheibe, beträufeln Sie sie mit Olivenöl, geben Sie sie in den Dampfkorb, decken Sie sie ab und kochen Sie sie 4 Minuten lang auf hoher Stufe.
2. In der Zwischenzeit die Pfanne mit gemahlenen Brombeeren bei mittlerer Hitze erhitzen, Minze, Stevia und 2 Esslöffel Wasser hinzufügen, umrühren, 3 Minuten kochen und die Hitze abnehmen.

3. gewickelte Garnelen auf einer Platte anrichten, Brombeersauce darüber träufeln und servieren.

   genießen!

Ernährung: Kalorien 142, Fett 1, Ballaststoffe 2, Kohlenhydrate 1, Protein 6

Strukturierter Vorspeisensalat

Vorbereitungszeit: 10 Minuten
Garzeit: 17 Minuten
Portionen: 4
Zutaten:
- 1 Pfund Rindersteak, in Streifen geschnitten

- ½ Tasse Wasser

- 3 Tassen Brokkoli, Röschen getrennt

- 8 Tassen Babysalat

- 1 rote Zwiebel, in Scheiben geschnitten

- 1 rote Paprika, in Scheiben geschnitten

- 1 Esslöffel Ingwer, gehackt

- schwarzer Pfeffer nach Geschmack

- ½ Tasse Olivenöl

- 2 Esslöffel Limettensaft

- 1 Esslöffel Balsamico-Essig

- 2 Esslöffel Schalotten, fein gehackt

Richtungen:
1. In einer Schüssel Ingwer mit Öl, Limettensaft, Essig, Schalotten und Pfeffer nach Geschmack mischen und verquirlen.
2. Stellen Sie Ihren Instant-Topf auf den Bratmodus, fügen Sie 2 Esslöffel der Vinaigrette hinzu, erhitzen Sie ihn, fügen Sie Brokkoli und Rindfleisch hinzu,

rühren Sie ihn um und braten Sie ihn 3 Minuten lang an.

3. Wasser hinzufügen, abdecken und 14 Minuten auf hoher Stufe kochen lassen.

4. Rindfleisch und Brokkoli in eine Salatschüssel geben, Salat, Zwiebel und Paprika hinzufügen

5. schwarzen Pfeffer hinzufügen, den Rest der Vinaigrette beträufeln, zum Überziehen werfen und servieren.

genießen!

Ernährung: Kalorien 140, Fett 4, Ballaststoffe 2, Kohlenhydrate 5, Protein 6

Eleganter Jakobsmuschelsalat

Vorbereitungszeit: 10 Minuten
Garzeit: 4 Minuten
Portionen:

Zutaten:
- 1 Pfund Jakobsmuscheln

- 2 Teelöffel Cayennepfeffer

- 3 Esslöffel Zitronensaft

- 1 Esslöffel Paläo Mayo

- 1 Teelöffel Senf

- ½ Tasse Olivenöl + 2 Esslöffel

- 1 gehackte Knoblauchzehe

- 2 Handvoll gemischtes Salatgrün

- 1 Avocado, entkernt, geschält und gewürfelt

- 1 rote Paprika, in dünne Streifen schneiden

- 1 Tasse Wasser

Richtungen:
1. In einer Salatschüssel Salat mit Avocado und Paprika mischen und vorerst beiseite lassen.
2. In einer anderen Schüssel Zitronensaft mit Senf, Knoblauch, Mayo, 2 EL Öl und einer Prise

Cayennepfeffer mischen, gut verquirlen und beiseite stellen.

3. in eine andere Schüssel geben, 2 Teelöffel Cayennepfeffer hinzufügen und zum Überziehen werfen.

4. Stellen Sie Ihren Instant-Topf auf den Sauté-Modus, geben Sie eine halbe Tasse Öl hinzu, erhitzen Sie ihn, fügen Sie Jakobsmuscheln hinzu und kochen Sie auf jeder Seite 1 Minute lang.

5. Reinigen Sie Ihren Instant-Topf, fügen Sie das Wasser hinzu, fügen Sie den Dampfkorb hinzu, fügen Sie Jakobsmuscheln hinzu, decken Sie ihn ab und kochen Sie ihn 2 Minuten lang auf hoher Stufe.

6. Jakobsmuscheln über gemischten Salat geben, Senf und Mayo-Dressing beträufeln, vorsichtig umrühren, auf Vorspeisenteller verteilen und servieren.

genießen!

Ernährung: Kalorien 145, Fett 2, Ballaststoffe 2, Kohlenhydrate 6, Protein 6

Gefüllter Tintenfisch

Vorbereitungszeit: 10 Minuten
Garzeit: 20 Minuten
Portionen: 4
Zutaten:

* 14 Unzen Gemüsebrühe

* 3 Esslöffel Kokosaminos

* 4 Tintenfische, Tentakeln getrennt und gehackt

* 1 Tasse Blumenkohlreis

* 2 Esslöffel Wasser

* 2 Esslöffel Stevia

Richtungen:
1. In einer Schüssel Tentakeln mit Blumenkohlreis mischen, umrühren und Tintenfisch mit dieser Mischung füllen.
2. Geben Sie den gefüllten Tintenfisch in Ihren Instant-Topf, fügen Sie Aminosäuren , Brühe, Stevia und Wasser hinzu, rühren Sie ihn ab, decken Sie ihn ab und kochen Sie ihn 15 Minuten lang auf hoher Stufe .
3. auf einer Platte anrichten und als Vorspeise servieren.
   genießen!
Ernährung: Kalorien 162, Fett 3, Ballaststoffe 2, Kohlenhydrate 3, Protein 6

Minzdip

Vorbereitungszeit: 10 Minuten
Garzeit: 4 Minuten
Portionen: 4

Zutaten:
* 1 Bund Spinat, gehackt

* ½ Tasse Wasser

* 2 Esslöffel Minze, gehackt

* 1 Schalotte, in Scheiben geschnitten

* ¾ Tasse Kokoscreme

* schwarzer Pfeffer nach Geschmack

Richtungen:
1. Geben Sie Spinat und Wasser in Ihren Instant-Topf, decken Sie ihn ab und kochen Sie ihn 4 Minuten lang auf hoher Stufe.
2. Den Spinat gut abtropfen lassen, in eine Schüssel geben, Minze, Frühlingszwiebel, Sahne und schwarzen Pfeffer hinzufügen und gut umrühren.
3. Lassen Sie diesen Dip 10 Minuten beiseite, bevor Sie ihn servieren.
   genießen!
Ernährung: Kalorien 140, Fett 3, Ballaststoffe 3, Kohlenhydrate 3, Protein 3

Fischgenuss

Vorbereitungszeit: 10 Minuten
Garzeit: 10 Minuten
Portionen: 4

Zutaten:
- 2 Eier, geschlagen

- 1 Pfund Kabeljaufilets, in mittlere Streifen schneiden

- 2 Tassen Mandelmehl

- eine Prise Meersalz und schwarzer Pfeffer

- ¼ Teelöffel Paprika

- 1 Tasse Wasser

Richtungen:
1. Mehl in einer Schüssel mit Salz, Pfeffer und Paprika mischen und umrühren.
2. lege die Eier in eine andere Schüssel.
3. Tauchen Sie Fischstreifen in die Eier-Mehl-Mischung.
4. Geben Sie das Wasser in Ihren Instant-Topf, geben Sie den Dampfkorb hinzu, legen Sie die Fischstreifen hinein, decken Sie sie ab und kochen Sie sie 10 Minuten lang auf hoher Stufe.
5. auf einer Platte anrichten und servieren.
   genießen!

Ernährung: Kalorien 120, Fett 2, Ballaststoffe 4, Kohlenhydrate 3, Protein 7

Besondere Party Verbreiten

Vorbereitungszeit: 10 Minuten
Garzeit: 40 Minuten
Portionen: 4

Zutaten:
- 4 Esslöffel Sesampaste

- 5 Esslöffel Olivenöl

- 1 Tasse Gemüsebrühe

- 1 Blumenkohlkopf, Blütchen getrennt

- 1 kleine Aubergine, gehackt

- 1 rote Paprika, gehackt

- 4 Esslöffel Zitronensaft

- 1 Teelöffel Knoblauchpulver

- schwarzer Pfeffer nach Geschmack

- ½ Teelöffel Kreuzkümmel, gemahlen

Richtungen:
1. Stellen Sie Ihren Instant-Topf auf den Bratmodus, fügen Sie Öl hinzu, erhitzen Sie ihn, fügen Sie Blumenkohl, Auberginen und Paprika hinzu, rühren Sie ihn an und braten Sie ihn 4 Minuten lang an.
2. Brühe, Kreuzkümmel, Knoblauchpulver und schwarzen Pfeffer hinzufügen, umrühren, abdecken und 6 Minuten auf hoher Stufe kochen lassen.

3. Gemüse in einen Mixer geben, etwas abkühlen lassen, Zitronensaft und Sesampaste hinzufügen und richtig gut pulsieren lassen.
4. In kleine Schüsseln geben und mit vegetarischen Streichhölzern an der Seite servieren.

genießen!

Ernährung: Kalorien 90, Fett 1, Ballaststoffe 2, Kohlenhydrate 4, Protein 3

Farbige Tomaten Und Zucchini

Vorbereitungszeit: 10 Minuten
Garzeit: 10 Minuten
Portionen: 3
Zutaten:
- 1 Esslöffel Olivenöl

- 1 Pfund farbige Kirschtomaten, halbiert

- 2 gelbe Zwiebeln, gehackt

- 1 Tasse Tomatenmark

- eine Prise Salz und schwarzen Pfeffer

- 2 gehackte Knoblauchzehen

- 6 Zucchini, grob gehackt

- ein Spritzer Olivenöl

- 1 Bund Basilikum, gehackt

Richtungen:
1. Stellen Sie Ihren Instant-Topf auf den Bratmodus, fügen Sie das Öl hinzu, erhitzen Sie es, fügen Sie Zwiebeln hinzu, rühren Sie um und kochen Sie es 5 Minuten lang.
2. Zucchini, Tomaten, Salz, Pfeffer und Tomatenmark hinzufügen, umrühren, abdecken und 5 Minuten auf hoher Stufe kochen lassen.

1. Knoblauch und Basilikum hinzufügen, etwas Olivenöl beträufeln, zum Überziehen werfen, auf Teller verteilen und servieren.

   genießen!

Ernährung: Kalorien 70, Fett 1, Ballaststoffe 2, Kohlenhydrate 6, Protein 7

Reichhaltiger Rindfleischeintopf

Vorbereitungszeit: 10 Minuten
Garzeit: 30 Minuten
Portionen: 8

Zutaten:
- 1 Esslöffel Olivenöl

- 2 Pfund Rindfleisch, gewürfelt

- 1 gelbe Zwiebel, gehackt

- 5 gehackte Karotten

- 4 Süßkartoffeln, geschält gewürfelt

- 2 Teelöffel Pfeilwurzpulver

- eine Prise Meersalz und schwarzer Pfeffer

- 2 Tassen Wasser

Richtungen:
1. Stellen Sie Ihren Instant-Topf auf den Bratmodus, fügen Sie Öl hinzu, erhitzen Sie ihn, fügen Sie Rindfleisch und Zwiebeln hinzu, rühren Sie ihn um und braten Sie ihn einige Minuten lang an
2. Karotten, Wasser, Kartoffeln, Salz und Pfeffer hinzufügen, umrühren, abdecken und 20 Minuten auf mittlerer Stufe kochen.
3. Pfeilwurzpulver hinzufügen, Topf in den Kochmodus stellen, noch einige Minuten kochen, in Schalen teilen und servieren.

genießen!
Ernährung: Kalorien 273, Fett 4, Ballaststoffe 2, Kohlenhydrate 6, Protein 17

Einfacher Tintenfisch

Vorbereitungszeit: 5 Minuten
Garzeit: 35 Minuten
Portionen: 6

Zutaten:
• 4 Süßkartoffeln

• 2 Pfund Tintenfisch, Kopf weggeworfen, Tentakeln getrennt

• 1 Lorbeerblatt

• ½ Teelöffel Pfefferkörner

• 3 Knoblauchzehen

• 4 Tassen Wasser

• 2 Esslöffel Petersilie, gehackt

• 2 Esslöffel Olivenöl

• eine Prise Meersalz und schwarzer Pfeffer

• 5 Esslöffel Essig

Richtungen:
1. 2 Tassen Wasser in Ihren Instant-Topf geben, Süßkartoffeln hinzufügen, umrühren, abdecken und 15 Minuten auf hoher Stufe kochen.
2. Kartoffeln in eine Schüssel geben, abkühlen lassen, schälen und hacken.

3. Reinigen Sie Ihren Instant-Topf, fügen Sie Tintenfisch, 2 Tassen Wasser, 1 Knoblauchzehe, Lorbeerblatt, eine Prise Salz und Pfefferkörner hinzu, rühren Sie ihn um, decken Sie ihn ab und kochen Sie ihn 20 Minuten lang auf hoher Stufe.
4. Oktopus abtropfen lassen, hacken und mit den Kartoffeln in die Schüssel geben.
5. In einer separaten Schüssel den Rest des Knoblauchs mit Öl, Essig, einer Prise Salz und Pfeffer mischen und gut verquirlen.
6. fügen Sie dieses Ihrem Salat hinzu, streuen Sie Petersilie, werfen Sie, um zu beschichten und zu dienen.

   genießen!

Ernährung: Kalorien 200, Fett 2, Ballaststoffe 2, Kohlenhydrate 3, Protein 3

Blumenkohlsuppe

Vorbereitungszeit: 10 Minuten
Garzeit: 30 Minuten
Portionen: 8

Zutaten:
- ½ Teelöffel Kreuzkümmel

- 1 Esslöffel Ingwer, gerieben

- 3 gehackte Knoblauchzehen

- 1 gelbe Zwiebel, gehackt

- 1 Chili-Pfeffer, gehackt

- eine Prise Zimtpulver

- 4 Tassen Gemüsebrühe

- 3 Tassen Wasser

- 1 Pfund Süßkartoffeln, geschält und gewürfelt

- 1 Esslöffel Currypulver

- 1 Blumenkohlkopf, Blütchen getrennt

- 15 Unzen Tomatenkonserven, gehackt

- eine Prise Meersalz und Cayennepfeffer

- 1 Esslöffel Cashewbutter

Richtungen:

1. Stellen Sie Ihren Instant-Topf auf den Sauté-Modus, fügen Sie Zwiebeln hinzu, rühren Sie ihn um und bräunen Sie ihn einige Minuten lang an.
2. Ingwer, Kreuzkümmel, Chili und Knoblauch hinzufügen, umrühren und noch 1 Minute kochen lassen.
3. Kartoffeln, Brühe, Curry und Zimt hinzufügen, umrühren, abdecken und 16 Minuten auf hoher Stufe kochen lassen.
4. Tomaten, Blumenkohl, Wasser, Salz und Cayennepfeffer hinzufügen, umrühren, abdecken und weitere 10 Minuten auf hoher Stufe kochen.
5. Cashewbutter hinzufügen, umrühren, in Schalen schöpfen und heiß servieren.
   genießen!

Ernährung: Kalorien 113, Fett 1, Ballaststoffe 3, Kohlenhydrate 6, Protein 6

Gemüseeintopf

Vorbereitungszeit: 10 Minuten
Garzeit: 12 Minuten
Portionen: 4

Zutaten:
- 1 Aubergine, gehackt

- 1 gehackte Zucchini

- 1 gelber Kürbis, geschält und gewürfelt

- 1 rote Paprika, gehackt

- 1 ½ Tassen Tomaten, gehackt

- 1 gelbe Zwiebel, gehackt

- 1 Lorbeerblatt

- 1 Tasse Wasser

- 3 gehackte Knoblauchzehen

- 3 Esslöffel Olivenöl

- 2 Esslöffel Thymian, gehackt

- 2 Esslöffel Petersilie, gehackt

- ½ Tasse Basilikum, gehackt

- eine Prise Salz und schwarzen Pfeffer

Richtungen:

1. Stellen Sie Ihren Instant-Topf auf den Bratmodus, geben Sie Öl hinzu und erhitzen Sie ihn.
2. Zwiebel, Knoblauch, Auberginen, Zucchini, gelben Kürbis, Paprika, Tomaten und Lorbeerblatt hinzufügen, umrühren und einige Minuten anbraten.
3. Thymian, Basilikum, Petersilie, Salz, Pfeffer und Wasser hinzufügen, umrühren, abdecken und 10 Minuten auf hoher Stufe kochen lassen.
4. auf Teller verteilen und heiß servieren.
    genießen!

Ernährung: Kalorien 219, Fett 2, Ballaststoffe 2, Kohlenhydrate 6, Protein 10

Ananas Frühstückskuchen Mit Knusperzimt

Zutaten:
4 Eier
¼ Tasse pürierte Ananas
1 Teelöffel Vanilleextrakt
½ Tasse Mandelmilch
½ Tasse Kokosmehl
¼ Teelöffel Meersalz
1 Esslöffel Zimtpulver

Anleitung:
Heizen Sie den Ofen auf 200 C vor.
Mischen Sie die Eier und das ÖL in einer großen
Schüssel zusammen.
Geben Sie den Teig in die gefettete Form.
Bestäuben Sie es mit Zimt.
Backen Sie 45 Minuten lang.

Thunfisch Salat

Zutaten:
¼ Tassen Thunfischbrocken
¼ hausgemachte Mayonnaise
1 Teelöffel Zitronenzeste
2 Teelöffel Zitronensaft
1 Esslöffel zerkleinerter Rettich
2 Esslöffel zerkleinerte rote Paprika
1 Tasse zerkleinerte Dill Gurken
½ Teelöffel Knoblauchpulver
1 Tasse in Scheiben geschnittene Gurke
Eine Prise Salz
Eine Prise schwarzer Pfeffer
Getrocknete Petersilie als Garnitur
Anleitung:
Würzen Sie den Thunfisch mit schwarzem Pfeffer und
Salz.
Marinieren Sie diesen für mindestens 2 Stunden.
Kochen Sie den Thunfisch in einem Kochtopf für 15
Minuten.
Vermischen Sie Thunfisch, Gurken und die übrigen
Zutaten in einer Salatschüssel.
Besprenkeln Sie den Salat mit Petersilie.

Kokosnuss Kuchen

Zutaten:
1 Ei
½ Tasse gehackter Apfel
3 Esslöffel Kokosmehl
2 Esslöffel gehackte Walnuss
1 Esslöffel zerkleinerte Kokosnuss
2 Esslöffel Honig
¼ Teelöffel Zimtpulver
Eine Prise Salz

Anleitung:
Vermischen Sie alle Zutaten in einem
mikrowellensicheren Becher mit einer Gabel.
Backen Sie es in einer Mikrowelle für 2 Minuten.

Mandel Smoothie

Zutaten:
1 kleine Avocado
200 ml Mandelmilch
1 Tasse feine Bohnen
2 Tassen Brokkoli
20 g Kürbiskerne

Anleitung:
Bohnen und Brokkoli schneiden.
Kürbiskerne für 30 Sekunden mixen.
Restliche Zutaten hinzufügen und für weitere 20
Sekunden mixen.
Gleich servieren und genießen.

Power Mahlzeit: Warmer Low Carb Porridge

für 1 Person

Zutaten

2 EL gutes Eiweisspulver (hohe Wertigkeit)
1 EL tiefgefrorener Beerenmix
1 EL Paleo Früchte Müsli
2 EL Quinoa Flocken
1 EL Kokosraspel
200 ml Milch (1,5 % Fett)

Zubereitung

Die Milch in eine Schüssel geben und Eiweißpulver,
Müsli, Beeren, Quinoa und die Kokosraspel einrühren.
Die Schüssel für 1 bis 1,5 Minuten in der Mikrowelle
auf mittlerer Stufe erhitzen.
Alternativ kann das Gericht auch im Kochtopf
zubereitet werden.
Fertig ist der gesunde und lang satt machende Power
Snack!

Tipp:

alternativ kann man z.b. auch Mandelmilch
verwenden...

Kalorienarme Zucchini-Nudeln

für 2 Personen

Zutaten

2 Zucchini

200 ml Kokosmilch

200 g Räucherlachs

1 Schalotte

1 EL Kokosöl

1 TL Pfeilwurzelmehl (optional)

1 Handvoll Petersilie

1 Prise(n) Salz, Pfeffer

Küchenzubehör

Spiralschneider

Zubereitung

Zucchinis mit dem Spiralschneider in Nudelform drehen.

Schalotte schälen und ganz klein schneiden.

Räucherlachs in kleine Stücke schneiden.

Kokosöl in einer großen Pfanne erhitzen. Schalotte darin andünsten. Lachs hinzugeben und kurz mitdünsten.
Mit Kokosmilch ablöschen und optional 1 TL Pfeilwurzelmehl einrühren. Das Pfeilwurzelmehl hilft dabei, die Sauce zu binden – ist aber nicht zwingend notwendig.

Zucchini Nudeln hinzugeben und alles gut durchmischen. Für ein paar Minuten garen lassen und dann Salz und Pfeffer hinzugeben.

Mit frischen Küchenkräutern garnieren.

fertig!

mein   Tipp:

falls Fisch nicht so dein Fall ist, kannst du auch einfach ein bißchen Speck stattdessen nehmen!

Mandel Frühstückskekse

Zutaten:
½ Tasse Mandelmehl
1 Tasse Mandelbutter
½ Tasse gehackte Datteln
1 ½ Tasse in Schieben geschnittene Mandeln
1 Tasse Apfelmus
4 mittelgroße Eier
1 Esslöffel Zimtpulver
2 Teelöffel Vanille
½ Teelöffel Salz
¼ Tasse getrocknete dunkle Kirschen
¼ Tassen gehackte Walnüsse
¼ Tasse Johannisbeeren
Anleitung:
Heizen Sie den Ofen auf 200 C vor.
Vermischen Sie das Kokosmehl, Mandelbutter und
Datteln in einer Küchenmaschine.
Fügen Sie die zerkleinerte Kokosnuss, das Apfelmus,
Eier, Flachs, Zimtpulver, Vanille und Salz hinzu und
mixen Sie 30-45 Sekunden lang, bis sich ein nasser Teig
formt.
Fügen Sie die übrigen Zutaten hinzu und geben Sie ein
oder zwei Impulse.
Löffeln Sie den Teig auf ein ausgelegtes Backblech.
Backen Sie 15 Minuten lang bis die Kekse oben golden
und ein bisschen braun an den Rändern sind.

Wildes Pilz Und Spargel Omelett

Zutaten:
Füllung:
1 Esslöffel Kokosöl
1 Teelöffel zerkleinerter Knoblauch
¼ Tasse Pilze
4 Stangen Spargel
Omelett:
1 Ei
1 Esslöffel Mandelmilch
Eine Prise Salz
Eine Prise schwarzer Pfeffer

Anleitung:
Füllung:
Heizen Sie das Kokosöl in einem Kochtopf.
Fügen Sie Knoblauch hinzu und braten Sie ihn eine
Minute   lang.
Geben Sie Spargel und Pilze hinzu und braten für
weitere   3   Minuten.
Schmecken   Sie   mit   Salz   und   Pfeffer   ab.

Omelett:
Schlagen   Sie   die   Eier   in   eine   Schüssel.
Geben Sie die Milch, Salz und schwarzen Pfeffer hinzu.
Wärmen Sie das Kokosöl in der Pfanne bei mittlerer
Hitze   und   geben   Sie   die   Mischung   hinzu.
Drehen Sie die Hitze runter und bedecken Sie die

Pfanne.

Rühren Sie nicht.

Lassen Sie die Eier einfach für eine Minute kochen.

Drehen Sie das Omelett vorsichtig um, ohne es zu kaputt zu machen.

Kochen Sie es bis es goldbraun am Boden ist.

Fügen Sie Ihre Füllung hinzu.

Paleo Burger

Zutaten:
½ Tasse Wegerichmehl
½ Teelöffel Zimtpulver
Eine Prise Muskatnusspulver
Eine Prise Gewürznelkenpulver
1 Ei
½ Tasse zerkleinerte Birne
1 Teelöffel Zitronensaft
1 Teelöffel Butter

Anleitungen:
Vermischen Sie das Wegerichmehl mit Zimt, Muskatnuss, Gewürznelken und Backpulver in einer großen Schüssel.
Fügen Sie zerkleinerte Birnen, Zitronensaft und geschlagene Eier zu der Mehlmischung hinzu und rühren Sie gründlich durch.
Schmelzen Sie ein Esslöffel Butter in einer Pfanne bei mittlerer Hitze.
Formen Sie eine Hand voll Birnenmischung zu einem Pastetchen.
Kochen Sie jedes Pastetchen für ungefähr 5 Minuten auf jeder Seite.
Geben Sie die gekochten Pastetchen auf einen Teller und servieren Sie den Burger mit dem gewünschten Topping.

Pakistanisches Rindfleisch Curry

Zutaten:
3 Esslöffel Kokosöl
1 Tasse gehackte Zwiebeln
1 Knoblauchzehe, zerkleinert
1 Kilo Rinderhack
1 ½ Esslöffel Currypulver
2 ¼ Teelöffel Salz
¼ Teelöffel Pfeffer
¼ Teelöffel Zimt
¼ Teelöffel Ingwer
¼ Teelöffel Kurkuma
3 Tassen Tomaten
3 Kartoffeln
3 Tassen Erbsen

Anleitung:
Pfanne mit etwas Kokosöl erhitzen.
Zwiebeln und Knoblauch fein schneiden und in die
Pfanne geben.
Solange braten bis Zwiebeln weich und Knoblauch
braun sind.
Rinderhack dazugeben und gleichmäßig anbraten.
Curry, Gewürze, Salz und Pfeffer hinzufügen und
ordentlich vermischen.
Tomaten und Kartoffeln würfeln und mit Erbsen in die
Pfanne geben.
Zu einem siedenden Kochen bringen.
Auf mittlere Hitze stellen und abdecken.

25-30 Minuten sieden lassen bis die Kartoffeln fertig
sind.

Kürbissuppe Mit Lachs

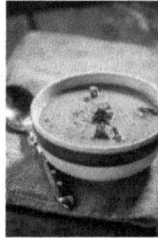

Zubereitungszeit 50 minuten

Zutaten
- 500 g Kürbis

- 2 Karotten

- ein halber Kopf Blumenkohl

- 2 Knoblauchzehen

- 30-50 g Bio-Butter

- 1-2 Lachssteaks

- Olivenöl

- Zitronensaft

- Salz, Pfeffer

- Kräuter

Zubereitung

Leicht gesalzenes Wasser in einem großen Topf zum Kochen bringen. Karottenstücke dazufügen, etwa 15 Minuten kochen, dann Kürbisstücke dazufügen und noch mal 15 Minuten kochen lassen. Dann Blumenkohlstücke in den Topf tun, weitere 10 Minuten kochen. In derselben Zeit Lachssteak mit Olivenöl, Zitronensaft, Salz und Pfeffer würzen, bei 200 Grad 10-15 Minuten backen. Gehackten Knoblauch auf der Pfanne kurz anschwitzen. Gekochtes Gemüse abgießen, dabei ein Bisschen vom Kochwasser im Topf lassen. Butter und Knoblauch zum Gemüse geben und alles pürieren, bein Wunsch etwas Kochwasser dazu geben. Lachssteak in Stückchen schneiden, mit Kräutern in die Suppe geben.

Prsut Schinken Mit Gebackenen Eiern

Zutaten pro Auflaufförmchen:
1 großes Stück Schinken

1 Ei
1 EL Schmand

Zubereitung:

1. Geben sie in jedes auflaufförmchen ein stück schinken, sodass die ränder der innenseite damit bedeckt sind

2. Geben sie den inhalt eines eies in die form.

3. Einen el schmand zugeben.

4. Etwas pfeffer und etwas gehackten schnittlauch zugeben.

5. Nun geben sie die schüssel in den vorgeheizten ofen und lassen diese für 15 minuten backen.

6. Den ofen auf 180 grad vorheizen

7. Nun die auflaufförmchen aus dem ofen nehmen und für 5 minuten abkühlen lassen und servieren.

Backofen Eier Im Schinkenmantel

Zutaten für 4 Personen
8 Eier

8 Scheiben Schinken

4 braune Champignons

1 Fleischtomate

Pfeffer oder andere Gewürze nach Belieben

Nährwertangaben gesamt:
Kalorien: 982,7 kcal

Kohlenhydrate: 16,8 g

Eiweiß: 120,9 g

Fett: 44,9 g

Zubereitung:

4 tassen bereitstellen und diese mit dem schinken auskleiden. Dabei jeweils eine scheibe längs und eine quer legen, damit das innere der tasse blickdicht verborgen ist.

Die tomate waschen und die braunen champignons kurz mithilfe einer pilzbürste von erdanhaftungen befreien. Nun das gemüse in würfel schneiden und gleichmäßig auf die vier tassen verteilen.

In jede der tassen jeweils zwei eier aufschlagen. Anschließend muss die leckere frühstücksmischung nur noch für ungefähr 15 minuten im auf 175° c vorgeheizten backofen garen lassen. Nach dieser zeit können die backofen eier nach belieben mit pfeffer gewürzt werden. Extra salz ist durch die würze des schinkens in der regel nicht notwendig.

Truthahn/Avocado/Gurke Boote

Für 2 Personen

Zutaten:

2 Gurken

8 Unzen geschnittene Truthahnbrust

2 reife Avocados

Zubereitung:

1 Gurke schälen.

2 Dann die Gurke in Hälfte schneiden (nicht längsseits!).

3 Danach mit einem scharfen Messer eine längliche Vertiefung schneiden und anfangen den Kern rauszuschneiden, die Gurke hohl machen – das macht sie kernlos.

4 Als nächstes die Avocado entkernen und in Viertel schneiden.

5 Denn Truthahn in die Gurke schichten (oder legen) und die Avocado im Truthahn platzieren.

Paleo Bananenpfannkuchen

Inhaltsstoffe

- Kokosmehl - ¼ Tasse

- Mandelmehl (blanchiert) - 1 ¼ Tasse

- Backpulver - ½ Teelöffel

- Kokosmilch - 1 Tasse

- Meersalz - ¼ Teelöffel

- Vanilleextrakt - 1 Teelöffel

- Eier - 3

- Banane (zerdrückt) - 1

- Roher Honig - 1 Esslöffel

- Kokosöl (zum Frittieren)

- Ahornsirup oder Fruchtsirup (als Beilage)

Anweisungen

1. Vermenge alle «trockenen» Zutaten.

2. In einer mittelgrossen Schüssel Kokosmilch, Vanilleextrakt, Eier und die zerdrückte Banane gut vermischen.

3. Als nächstes das Kokos- und Mandelmehl, Backpulver, Meersalz und den rohen Honig zu dieser Mischung hinzufügen. Weiter rühren, bis alles gut vermischt ist.

4. Eine Pfanne auf mittlere Hitze vorheizen und ungefähr einen Teelöffel Kokosöl hinzufügen.

5. Für jeden kleinen Pfannkuchen zwei Esslöffel Teig (die Mischung) auf die Pfanne geben. Mit dem Löffel kannst du den Teig ausbreiten.

6. Die Pfannkuchen auf jeder Seite 2 bis 3 Minuten braten.

7. Nach der Zubereitung der Pfannkuchen kannst du Ahornsirup oder beliebige Früchte wie Bananen oder Beeren dazu servieren.

Zur Information: Dieses Rezept reicht für 6 kleinere Pfannkuchen. Es empfiehlt sich, kleinere Pfannkuchen zuzubereiten, da man diese leichter wenden kann.

Geräucherter Lachs Und Spargel Mit Dill-Mayonnaise

Für eine Person

Zutaten:

50g Räucherlachs, in Scheiben geschnitten
5 Spargelstangen (Enden entfernen)

Zutaten für die Dill-Mayonnaise:

1 EL Mayonnaise
1 TL Zitronensaft
1 TL frischer Dill, fein gehackt

Zubereitung:

Grill auf mittlere Hitze vorheizen.

Platzieren Sie den Spargel auf dem vorgewärmten Grill. Für 4-5 Minuten grillen und gelegentlich wenden.

In einer kleinen Schüssel Mayonnaise, Dill und Zitronensaft vermengen.

Garnieren Sie die Lachsscheiben auf einem Teller mit gegrilltem Spargel und sprenkeln Sie die Dill-Mayonnaise   darüber.

Guten Appetit!

Knusper-Müsli (250 G)

Zutaten:
50 g Cashew-Kerne

100 g Walnüsse

100 g Paranüsse

1 Banane

Saft einer ½ Zitone

70 g gemahlene Mandeln

2 EL Chiasamen

2 EL Kokosflocken

1 Prise Vanille

Zimt

Zubereitung:

Den Ofen auf 150 Grad Ober- und Unterhitze vorheizen. Alle Nüsse grob hacken. (Ich nehme dafür immer den Zyliss). Die Banane zerdrücken und den Zitronensaft dazugeben. Die gehackten Nüsse, die gemahlenen Mandeln, Chiasamen und Kokosraspeln mit der Vanille dazugeben. Alles vermengen. Die gesamte Masse auf einem Backblech verteilen. Ca. 45 Minuten im Ofen backen und dabei einmal wenden.

Du willst auf dein Brot zum Frühstück nicht verzichten?
Ok. Hier ist eine leckere Paleo-Variante:

Thunfischsalat

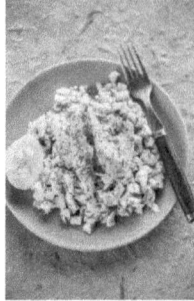

Zubereitungszeit 10 minuten

Zutaten
- 300 g Thunfisch

- 2 große Äpfel

- 2 Selleriestangen

- 1 Salatgurke

- 4 EL selbst gemachte Mayonnaise

- 3-4 TL Currypulver

- gehackten Dill

Zubereitung
Alle Zutaten hacken, mischen, servieren.

Vegetarisches Curry Mit Kürbispüree

Zutaten für 2 Portionen:

1/2 EL Kokosöl

1/2 Zwiebel

1/2 EL Salz

etwas grüner Pfeffer

2 Zehen Knoblauch

Ein ca. 1,5 cm langes Stück Ingwer

1,5 EL Currypaste

20 ml Kokosmilch

1/2 EL Kokos Aminosäuren

1/2 großen, geschälten und entkernten Eichelkürbis

1 EL Limettensaft

1 EL Koriander

Blumenkohlreis als Beilage

Zubereitung:

1. Erhitzen sie das kokosöl in einer großen pfanne bei mittlerer hitze.

2. Braten sie im öl die in würfel geschnittene zwiebel an und rühren sie die zutaten 5 minuten lag gut durch.

3. Fügen sie nun den pfeffer, den knoblauch, den ingwer und das salz zu und lassen sie die zutaten für eine weitere minute kochen.

4. Fügen sie die currypaste hinzu und rühren sie alles gründlich durch.

5. Geben sie die kokosmilch und die kokosaminos zu und bringen sie alles zum kochen.

6. Geben sie die stücke des eichelkürbisses hinzu und lassen sie alles für circa 20 minuten kochen.

7. Geben sie zum abschmecken den limettensaft und das salz zu und servieren sie dieses leckere gericht zusammen mit dem blumenkohlreis als gesunde beilage.

Avocadomuffins Mit Speck

Die Muffins haben einen hohen Sättigungsgrad, sind sehr schmackhaft und eignen sich auch gut für unterwegs. Im Schnitt können Sie mit maximal 2 Avocadomuffins pro Person und Mahlzeit rechnen.

Zutaten für 2 Muffins:

2 Avocados

6 Streifen Speck (Bacon)

½ Gemüsezwiebel

2 Eier

80 ml Kokosmilch

50 g Kokosmehl

1 Prise Salz und Pfeffer

2 EL Kokosfett

Nährwertangaben gesamt:
Kalorien: 1594,0 kcal

Kohlenhydrate: 24,5 g

Eiweiß: 45,6 g

Fett: 140,5 g

Zubereitung:

Heizen Sie Ihren Backofen auf 180 Grad vor und fetten das Muffinblech gut ein.

Danach würfeln Sie die Zwiebeln und den Speck und braten dies in einer Pfanne mit Kokosöl leicht an, bis eine leichte Bräunung erreicht ist.

Das Avocadofleisch muss mit Eiern gut verquirlt werden, bis eine glatte Masse entsteht. Am praktischsten ist es, wenn Sie dafür eine einfache Gabel nutzen.

Nun geben Sie Kokosmilch und Kokosmehl hinzu und verquirlen das Ganze erneut. Die Zwiebel- und Speckwürfel können Sie in die verquirlte Masse geben. Behalten Sie jedoch ein paar Zwiebel- und Speckwürfel zum Garnieren.

Die Masse können Sie nun mit Salz und Pfeffer abschmecken, mit Speck und Zwiebeln dekorieren und in die Muffinformen verteilen.

Die Formen schieben Sie anschließend für 20 Minuten in den Ofen. Danach ist das Gericht sofort fertig für den Verzehr.

Süßkartoffel Und Pastinake Pommes

Für 6 Personen

Zutaten:

3-4 Süßkartoffeln

3 Pastinaken- oder Selleriewurzeln

1/2 süße Zwiebel

1 Esslöffel Kokosöl

1-2 Esslöffel Wasser

1 Teelöffel Zimt

1 Teelöffel Chillipulver

1 Teelöffel Currypulver

1 Teelöffel getrockneten Rosmarin

Meersalz und Pfeffer nach ihrer Wahl

Zubereitung:

1 Backofen auf 190 Grad vorheizen.

2 Kartoffeln und Wurzeln längs in Spalten schneiden .

3 Zwiebel in große Stücke schneiden.

4 Gemüse in eine große Schüssel geben .

5 Kokosöl, Wasser, Pfeffer, Salz, Rosmarin, Zimt, Currypulver und Chillipulver zum Gemüse hinzufügen und gut vermischen .

6 Grease Backblech an fetten oder Alufolie drüber geben. Gemüse verteilen und Kartoffeln mit der Schale nach unten backen .

7 Für 50-60 Minuten backen lassen.

Paleo Bananenpfannkuchen

Inhaltsstoffe

- Grosse Schweinswurst - 1 Pfund (ca. 450 Gramm)

- Rindfleisch (Hackfleisch) - 1 Pfund (ca. 450 Gramm)

- Tomaten (gewürfelt) - 2 Dosen (ca. 800 Gramm)

- Zwiebel (gewürfelt) - ½

- Zucchini, Kürbis (geschnitten, halbiert) - 2

- Cayennepfeffer - ½ Teelöffel

- Italienische Gewürze - 1 Esslöffel

- Knoblauchpulver - ½ Teelöffel

- Salz - ½ Teelöffel

- Wasser – 8 Deziliter

Anweisungen

1. Nimm eine tiefe Pfanne oder einen Topf. Füge Hackfleisch, Wurst und Zwiebel hinzu und brate die Zutaten bei mittlerer Hitze, bis das Fleisch fast gar ist.

2. Während das Fleisch gebraten wird, die Gewürze in die Pfanne geben und alles gut vermengen.

3. Sobald das Fleisch gar ist, die Zucchini und den Kürbis hinzufügen und die Hitze reduzieren.

4. Häufig umrühren und den Kürbis durchgaren.

5. Wenn der Kürbis weicht ist, gib zwei Dosen passiertre Tomaten und das Wasser in den Topf.

6. Die Zutaten im Topf weitere 10 Minuten bei mittlerer Hitze umrühren und garen.

7. Nach 10 Minuten die Hitze auf kleine Flamme reduzieren und den Kürbis kochen lassen, bis dieser genügend zart ist. Nun kann das Gulasch serviert werden. Wenn du willst, kannst du es mit Gewürzen und frischen Kräutern abschmecken.

Lamm Auf Griechische Art Mit Wassermelonen-Minz-Salat

Für 4 Personen

Zutaten:

4 x 200g Lammrücken
2 EL Rosmarin
1 TL schwarze Pfefferkörner
3 TL Kreuzkümmel
½ TL Chiliflocken
Fein abgeriebene Schale von 1 Orange
Fein abgeriebene Schale von 1 Zitrone
⅓ Tasse Olivenöl

Zutaten für den Salat:

4 Tassen Wassermelone, entkernt und in kleine Würfel geschnitten
1 EL Zitronensaft
1 EL Olivenöl
½ Tasse Minze, grob gehackt
⅓ Tasse entkernte und halbierte schwarze Oliven
Zubereitung:

Für die Marinade Rosmarin, Pfeffer, Kümmel und Chiliflocken in einem Mörser grob zermahlen.

Orangenschale und Zitronenschale hinzufügen, Olivenöl hinzugeben und alles miteinander vermengen.

Lammrücken in einer flachen Schale von beiden Seiten in der Marinade wälzen. Schale mit Frischhaltefolie bedecken und im Kühlschrank für 2 Stunden ziehen lassen.

Backofen auf 180 Grad vorheizen. In einer Pfanne auf mittlerer Hitze jeweils zwei Lammrücken-Stücke anbraten. Pro Seite ca. 2-3 Minuten. Danach das Lamm auf ein Backblech legen und in den Backofen schieben. Nach Belieben garen (7 Minuten für medium). Die Lammrücken aus dem Ofen nehmen und für 5 Minuten ruhen lassen.

Jetzt die Wassermelone, Zitronensaft, Olivenöl, Minze und Oliven in einer Salatschüssel gut vermengen.

Lamm in Scheiben schneiden und zusammen mit dem Wassermelonen-Minz-Salat servieren.

Guten Appetit!

Zungensülze

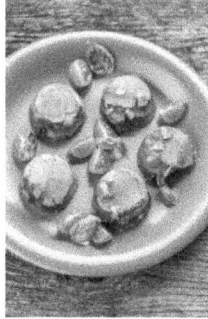

Zubereitungszeit 2 stunden plus 2 stunden zum festwerden

Zutaten
- 2 Schweinezungen

- 4 Tl Gelatine

- 1 Zwiebel

- 1-2 Lorbeerblätter

- 4-5 Pimentkörner

- Salz, Pfeffer

Zubereitung
Zungen in einen Topf mit kaltem Wasser legen, zum Kochen bringen. Wenn das Wasser kocht, Schaum entfernen. Gehackte Zwiebel, Lorbeerblatt, Piment, Salz und Pfeffer in den Topf fügen. Auf geringer Hitze

1,5 - 2 Stunden kochen, bis das Fleisch weich ist. Mit Messerspitze prüfen. Durch das Sieb gießen, Brühe aufheben. Von der Zunge die Haut entfernen, Fleisch in Stücke schneiden. Stücke in Formen legen. Gelatine (4 Tl Gelatine für 0,5 l Brühe) in kaltem Wasser einweichen. Gelatine unter Brühe mischen, bis zum Kochen erhitzen. Wenn die Gelatine aufgelöst ist, Brühe auf Zungenstücke in die Formen gießen. Auskühlen lassen.

Huhn Mit Balsamico Und Gerösteten Tomaten

Zutaten:

2 Hähnchenschenkel, mit Knochen

1 Tasse Pilze, gehackt

1/2 mittelgroße Zwiebel, gehackt

1-2 EL Olivenöl

3 EL Balsamico-Essig

Salz und Pfeffer nach Geschmack

500 Gramm Kirschtomaten

1 EL Honig

Frische Petersilie zum Garnieren

Zubereitung:

1. Heizen sie den ofen auf 200 grad vor.

2. Breiten sie die tomaten auf einem backblech auf und tröpfeln sie etwas olivenöl und honig auf die tomaten und geben sie diese für ca. 20 minuten in den ofen.

3. Erhitzen sie in der zwischenzeit 1 el olivenöl in einer pfanne und braten sie darin die pilze und die zwiebeln an und lassen sie diese zutaten für ca. 10 minuten kochen. Rühren sie die zutaten ab und zu um.

4. Lösen sie das fleisch vom knochen und salzen und pfeffern sie dieses.

5. Geben sie das fleisch in die pfanne und geben sie den balsamico und reduzieren sie die hitze der herdplatte auf niedrig. Lassen sie alle zutaten für 15 minuten simmern. Rühren sie aber alle 5 minuten die zutaten gut durch.

6. Wenn die backzeit um ist, nehmen sie die tomaten aus dem ofen und halbieren sie diese. Geben sie nun alle zutaten auf die teller. Guten appetit.

Energiesalat Mit Möhren Und Sellerie

Zutaten für 4 Personen:
8 Möhren

1 große Knollensellerie

2 Äpfel

8 EL Nussöl

4 EL Apfelessig

4 EL Zitronensaft

2 EL gehackte Petersilie

3 TL Honig

Salz und Pfeffer nach Belieben

Nährwertangaben gesamt:
Kalorien: 1049,5 kcal

Kohlenhydrate: 78,2 g

Eiweiß: 10,7 g

Fett: 73,7 g

Zubereitung:

Das gemüse schälen, sowie den apfel schälen und das kerngehäuse entfernen.

Im anschluss einen gemüsehobel bereitlegen und das gemüse und den apfel zu streifen oder stifte weiterverarbeiten.

Als nächstes wird das dressing zubereitet. Dafür den apfelessig mit dem zitronensaft und öl mischen und mit dem honig anschließend, ebenso wie mit salz oder pfeffer, würzen.

Das fertige dressing mit dem salat vermengen und etwa 20 minuten warten, bis sich alle aromen miteinander verbunden haben. Vor dem servieren mit der petersilie garnieren und in kleinen schüsseln anrichten.

Süße Melonen Und Ananas Sushi-Stücke

Für 4 Personen

Zutaten:

1 kleine Honigmelone

1 kleine Zuckermelone

1 kleine Ananas

2 Esslöffel Naturhonig

Zubereitung:

1 Früchte auf einem mit Backpapier ausgelegten Schneidebrett stellen .

2 Ober- und Unterseite der Früchte abschneiden und sie so auf das Brett legen .

3 Mit einem sehr scharfem Messer die Rinde wegschneiden.

4 Die Melonen in 24 dünne Scheiben schneiden, wobei das Backpapier den Saft aufsaugen kann. Die Ananas längs in sehr dünne Scheiben schneiden.

5 Aufgesammelte Säfte in eine Schüssel geben und mit dem Honig verrühren .

6 Um das Frucht Sushi zu machen, muss man die Melonenstreifen vertikal auf das Schneidebrett legen.

7 3 Ananasstücke horizontal auf den Anfang der Melonenscheibe geben und einrollen.

8 Mit dem Honig Dip servieren.

Schokoladen-Chip Paleo Keksriegel

Inhaltsstoffe

- Mandelmehl - 2 ½ Tassen

- Backpulver - 1 Teelöffel

- Salz - ½ Teelöffel

- Vanille - 2 Teelöffel

- Eier - 2

- Mandelmilch - 1 Esslöffel

- Kokosöl (geschmolzen) - ¼ Tasse

- Ahornsirup - ⅓ Tasse

- Schokoladenstückchen - ½ Tasse

Anweisungen

1. Heize den Backofen auf 180 Grad (Umluft) vor.

2. Nimm eine grosse Schüssel und vermenge Backpulver, Mandelmehl und Salz darin.

3. Nimm eine weitere Schüssel und mische Vanille, Eier, Mandelmilch, Kokosöl und Ahornsirup.

4. Vermenge anschliessend mit einem Handrührgerät alle trockenen Zutaten mit den Flüssigkeiten.

5. Auf halbem Weg die Schokoladenstückchen in die Mischung geben und paar weiter rühren.

6. Giesse die vermengte Mischung in eine Auflaufform (ca. 8 x 8 Zoll) und backe diese ca. 20 Minuten lang,

bis die Oberseite des Desserts eine goldbraune Farbe erhält.

Paleo Energieriegel

Zutaten:

1 Tasse Mandeln

1 Tasse getrocknete Cranberries

1 Tasse Datteln ohne Stein

1 EL ungesüßte Kokosflocken

¼ Tasse dunkle Stückchen Schokolade

Zubereitung:

1. Mixen sie alle zutaten mit einem stabmixer zu feinen stücken.

2. Mixen sie immer weiter bis alle zutaten zu einer masse gemixt sind.

3. Mit einer spachtel o. Ä. Entfernen sie alle rest vom mixer (den stecker des mixers vorher aus der steckdose ziehen).

4. Geben sie die mischung in einen plastikfolie und pressen sie die mischung flach.

5. Schneiden sie dann die riegel in ihrer gewünschten größe aus und lagern sie diese bis zum verzehr im kühlschrank.

Himmlisch Saftige Zucchini Puffer

Zutaten für 4 Personen:
5 Zucchini

24 g Kokosmehl

1 Ei

Salz, Pfeffer und Cayenne Pfeffer zum Würzen

Ghee zum Braten

Nährwertangaben gesamt:
Kalorien: 331,7 kcal

Kohlenhydrate: 20,6 g

Eiweiß: 19,9 g

Fett: 17,8 g

Zubereitung:

Die zucchini mit einem gemüsehobel raspeln, in einer schüssel auffangen und sofort salzen. Im anschluss mit einem geschirrtuch abdecken und für 15 minuten ruhen lassen.
Die zucchini nach dieser zeit in einem sieb abtropfen lassen, bis die durch das salz entzogene flüssigkeit abgeflossen ist.

In einer weiteren schüssel die zucchini mit dem kokosmehl, dem ei und pfeffer nach belieben vermengen und mit den händen zu puffern formen.

Eine pfanne auf dem herd platzieren und darin ghee erhitzen. Nun die puffer von beiden seiten je 4 minuten anbraten, bis diese goldbraun sind und möglichst noch warm servieren.

Wegerich Chips

Für 4 Personen

Zutaten:

4 Kochbananen (die dunkelgrünsten, die zu finden sind)

3 Esslöffel Kokosöl

Meersalz
Pfeffer
Cayennepfeffer nach ihrer Wahl

Zubereitung:

1 Ofen auf 200 Grad vorheizen.

2 Enden der Bananen abschneiden und die Schale entfernen.

3 In beliebig dicke Scheiben schneiden. Je dünner desto knuspriger.

4 Scheiben in eine große Schüssel geben.

5 Auf niedriger Temperatur Kokosöl in einer Pfanne zum Schmelzen bringen und mit den Gewürzen abschmecken.

6 Bananenscheiben in das Öl hinzugeben.

7 Entweder einlagig oder mit mehreren Blechen in den vorgeheizten Backofen stecken .

8 Für 20-30 Minuten backen und alle 5 Minuten die Scheiben verschieben.

9 Bleche während des Backen um 180° drehen.

Karottentunke

Zubereitungszeit 20 minuten

Zutaten
- 450 g Karotten (etwa 4 Stück)

- 1 Knoblauchzehe

- Saft von 1 Zitrone

- 2 EL Olivenöl

- 1/4 TL gemahlenen Kümmel

- 1/4 TL gemahlenen Koriander

- 1/4 TL Paprikapulver

- schwarzen Pfeffer

Zubereitung
Karotten schälen und in Stücke schneiden, kochen oder dünsten, bis sie weich sind. Abgießen. Karotten, Knoblauch, Zitronensaft und 1 EL Olivenöl in der Küchenmaschine verarbeiten, bis ein Püree mit Stückchen entsteht. Kräuter und einige Tropfen Olivenöl zufügen. Weiter pürieren, bis Du mit der Konsistenz zufrieden bist.

Frühstückssüßkartoffel-Würfel

Zutaten:

1 große Zwiebel

3 EL Olivenöl

½ TL Butterschmalz

2 Grillwürstchen

2 Süßkartoffeln

3 EL Rosmarin

Salz & Pfeffer

3 Eier

Zubereitung:

1. Den ofen auf 220 grad vorheizen und ein backblech mit backpapier auslegen

2. In einer pfanne etwas olivenöl und den butterschmalz erwärmen und darin die zwiebel anbraten und ca. 20 minuten köcheln lassen, bis die zwiebeln geröstet und karamellisiert sind.

3. In der zwischenzeit die süßkartoffeln schälen und in kleine würfel schneiden und in eine große pfanne mit 2 el olivenöl geben.

4. In einer dritten pfanne die würste brauch braten lassen und danach die braunen zwiebeln zugeben

und verrühren und mit salz und pfeffer abschmecken.

5. Die eben zubereitenden lebensmittel auf das backblech geben und für 30 minuten in den ofen geben. Danach die eier zugeben und nochmals für 15 minuten backen lassen.

Putenschmorbraten Mit Buntem Ratatouillegemüse

Zutaten für 4 Personen:
600 g Putenbrustfilet

2 Tomaten

2 Zwiebeln

1 Aubergine

1 Zucchini

1 orangene Paprika

1 Zitrone

1 Knoblauchzehe

100 ml Gemüsebrühe

2 EL Rapsöl

1 kleiner Bund Estragon

1 Zweig Thymian

Salz und Pfeffer zum Würzen

Nährwertangaben gesamt:
Kalorien: 1127,7 kcal

Kohlenhydrate: 57,3 g

Eiweiß: 150,3 g

Fett: 29,8 g

Zubereitung:

Die putenbrust kurz abwaschen und danach nach belieben mit salz und pfeffer würzen.

Im anschluss das gemüse schälen und in feine würfel oder streifen schneiden. Je nach entscheidung wirkt das ratatouille auf dem teller entweder klassischer oder rustikaler. Die tomaten sollten lediglich vor dem schneiden erst in für etwa 30 sekunden in kochendes wasser getaucht werden, um die für den menschlichen körper unverdauliche haut zu entfernen.

Nun den saft der zitrone ohne kerne auspressen, und mit sorgfalt die blätter des thymians abzupfen und beide zutaten für kurze zeit beiseitestellen.

Danach öl in einer pfanne erhitzen und die putenbrust von allen seiten solange anbraten, bis diese überall goldbraun ist. Die vorbereitete putenbrust dann auf einem teller platzieren, um mit dem nächsten arbeitsschritt fortzufahren.

Dieser beginnt mit dem anbraten von zwiebeln und knoblauch in der bereits erwärmten pfanne. Sobald diese je nach geschmack entweder glasig oder leicht angeröstet sind, wird das übrige vorbereitete gemüse hinzugefügt und kurz mitangebraten.

Im anschluss den gezupften thymian, den zitronensaft und die fertige gemüsebrühe hinzufügen und für 10 minuten und verringerter hitze weitergaren lassen.

Einen für den backofen geeigneten bräter bereitstellen und zuerst das gemüse auf dem boden gleichmäßig wie ein gemüsebett verteilen. Danach wird die putenbrust in der mitte platziert und alles im auf 200° c vorgeheizten für 30 minuten zu ende gegart.

In der zwischenzeit kann der estragon fein gehackt werden, um auf den fertig angerichteten tellern eine frische note zu hinterlassen.

Würzige Tomatendrink

Für 12 Personen

Zutaten:

800g gebratene Tomaten

0,5l natriumarme Gemüsebrühe

2 Esslöffel Schalotten, zerhackt

1/2 Esslöffel frischer Ingwer, zerhackt

1 Esslöffel Jalapeño, fein zerhackt (Achtung, scharf)

1 Teelöffel Knoblauch, zerhackt

1 Esslöffel Naturhonig

1 Esslöffel Butter

1/2 Teelöffel Pfeffer

1/2 Teelöffel Meersalz

frisches Basilikum zum Verzieren

Zubereitung:

1   In einem Mixer oder einer Küchenmaschine Brühe und Tomaten zusammen pürieren.

2   Ingwer, Schalotten, Knoblauch und Jalapeño in Butter anbraten .

3 Tomatenmischung, Pfeffer, Salz und Honig hinzufügen und eine Stunde köcheln lassen.

4 Vom Herd nehmen und nochmals pürieren.

5 Durch feinmaschigen Sieb schütten.

6 Suppe in Shotgläser gießen und mit Basilikum garnieren.

7 Warm oder mit Zimmertemperatur servieren.

Hackbällchen Nach Lindström's Art

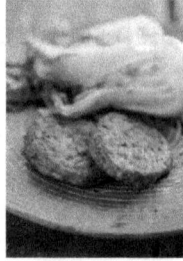

Zubereitungszeit 40 minuten

Zutaten
- 400 g (Rinder)hack
- 200 g Rote Bete
- 1 TL Kapern
- 1 Ei
- Pfeffer und gehackte Kräuter (Majoran, Petersilie)

Zubereitung
Rote Bete weich kochen, reiben. Kapern zerdrücken. Alle Zutaten ordentlich miteinander mischen. Aus der Mischung größere Bälle formen und auf der Pfanne von beiden Seiten durchbraten oder im Ofen bei 200 Grad 25 Minuten backen.

Gemüsesuppe

Zutaten für zwei Personen:
2-3 Tomaten

1 Zucchini

1 Karotte

1 Paprika

½ bis 1 Zwiebel

Olivenö

1 Zehe Knoblauch

Salz, Pfeffer, Majoran, Petersilie, Schnittlauch)

4 gewürfelte Zehen Knoblauch

ca. 3 EL Wasser

1 TL Olivenöl

Salz & Pfeffer

Zubereitung:

1. Schälten und schneiden sie die zwiebel in würfel und braten sie diese in einem topf mit öl glasig an

2. Geben sie nun die paprika hinzu und braten sie diese kurz mit an

3. Geben sie die tomaten hinzu

4. Schälen und hacken die den knoblauch fein

5. Schneiden sie die zucchini in kleine würfel und geben sie diese in das gemüse im topf

6. Bei bedarf geben sie etwas wasser hinzu und lassen sie alle zutaten kurz aufkochen

7. Würzen sie die zutaten mit den o. G. Gewürzen

Gegrillte Pflaumen Mit Prosciutto & Basilikum

Für 4-6 Personen

Zutaten:

3 reife Pfirsiche, halbiert und entkernt

6-8 Scheiben gutes Prosciutto

1 Tasse Balsamico-Essig

8-10 Basilikumblätter

2 Esslöffel Kokosöl oder Ghee, geschmolzen

Meersalz und Pfeffer nach ihrer Wahl

(optional) 1 Esslöffel Naturhonig

(optional) Ziegenkäse

Zubereitung:

1   Bei mittlerer Stufe Essig für ein paar Minuten erhitzen. Wenn es dicker wird, Honig hinzugeben und mit Salz und Pfeffer würzen. Sobald die Mischung wie Sirup wird, vom Herd nehmen und abkühlen lassen.

2 Grill auf mittlere Stufe erhitzen und währenddessen Kokosöl/Ghee auf die offene Seite der Pfirsichhälften streichen .

3 Mit der offenen Seite nach unten auf den Grill legen und warten, bis sie goldbraun werden. Die andere Seite nur für eine Minute grillen.

4   Pfirsiche mit offener Seite nach oben auf einen flachen Teller legen.

5   Mit Balsamico-Essig-Mischung beträufeln und den Bereich, wo der Kern gewesen ist, mit dem Schinken abdecken .

6 Mit Basilikumblatt verzieren und servieren.

Gebratene Riesengarnelen

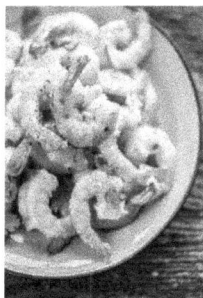

Zubereitungszeit 15 minuten

Zutaten
- 20- 25 Riesengarnelen

- 2 - 3 Knoblauchzehen

- ein daumengroßes Stück Ingwer

- Cayennepfeffer

- 1 EL Kokosöl

Zubereitung
Ingwer und Knoblauch schälen und hacken. Kokosöl auf die Pfanne geben, alle anderen Zutaten zufügen. 3-4 Minuten anbraten. Als Beilage passen gut z. B. gedämpfter Brokkoli und in Scheiben geschnittene Radieschen. Mit Zitronensaft abschmecken.

Gegarte Entenkeulen

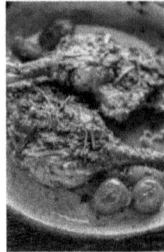

Zubereitungszeit 40 minuten + 12 stunden zum ziehen

Zutaten
- 4 Entenkeulen

- 4 EL Kokosöl

- Pfeffer

- Kräuter (Dill, Rosmarin, Thymian, Salbei, Petersilie)

Zubereitung
Entenkeulen mit Kokosöl, Pfeffer und gehackten Kräutern einreiben. Über Nacht stehen lassen. In der ofenfesten Form bei 200 Grad etwa 30 Minuten garen.

Tipp! Das Fett aus der Form in ein Glas gießen und in einem anderen Gericht benutzen.

www.ingramcontent.com/pod-product-compliance
Lightning Source LLC
Chambersburg PA
CBHW060325030426
42336CB00011B/1201